杏林治验系列

针灸推拿辨治精粹

主　　编　薛爱国　罗树雄

副 主 编　李秀兰　黎少文

编　　委（以姓氏笔画为序）

毛润娣　邓鉴灵　卢宗孝　杨清辉　吴　萍
利铸均　陈龙安　陈俊颖　陈家乐　陈惠珊
周文欣　钟浩宇　莫钰君　莫家琪　徐力康
黎杰轩

编写秘书　陈　婕

人民卫生出版社

·北　京·

图书在版编目（CIP）数据

针灸推拿辨治精粹 / 薛爱国，罗树雄主编. -- 北京 ：人民卫生出版社，2025. 11. --（杏林治验系列）.
ISBN 978-7-117-38884-9

Ⅰ. R24

中国国家版本馆 CIP 数据核字第 2025DU2942 号

杏林治验系列
针灸推拿辨治精粹
Xinglin Zhiyan Xilie
Zhenjiu Tuina Bianzhi Jingcui

主　　编：薛爱国　罗树雄
出版发行：人民卫生出版社（中继线 010-59780011）
地　　址：北京市朝阳区潘家园南里 19 号
邮　　编：100021
E - mail：pmph @ pmph.com
购书热线：010-59787592　010-59787584　010-65264830
印　　刷：三河市宏达印刷有限公司
经　　销：新华书店
开　　本：710 × 1000　1/16　　印张：14
字　　数：222 千字
版　　次：2025 年 11 月第 1 版
印　　次：2025 年 11 月第 1 次印刷
标准书号：ISBN 978-7-117-38884-9
定　　价：55.00 元
打击盗版举报电话：010-59787491　E-mail：WQ @ pmph.com
质量问题联系电话：010-59787234　E-mail：zhiliang @ pmph.com
数字融合服务电话：4001118166　E-mail：zengzhi @ pmph.com

前　言

六十年悬壶济世，一甲子薪火相传。值此东莞市中医院建院六十周年华诞之际，我科同仁谨以《针灸推拿辨治精粹》一书，献礼医院甲子庆典，致敬前辈医者仁心，回馈社会殷切期望。

东莞地处岭南，气候湿热，人群体质与疾病谱系独具特色。我科扎根这片热土数十载，在继承传统针灸推拿学术精髓的基础上，结合岭南地域特点及现代疾病变化趋势，不断探索、实践、总结，逐渐形成了具有地方特色的诊疗体系。本书既是我科对六十年临床经验的阶段性总结，也是站在新起点对针灸推拿学科发展的思考与展望。

全书首述针灸推拿学发展源流与学科建设，梳理学术脉络，阐明我科学术渊源与发展理念。我们深知，唯有深植传统，方能创新发展；唯有系统建设，方能持续精进。

主体部分聚焦于项痹、肩痹、腰痛、中风、面瘫等十五种常见病、疑难病，这些病种既涵盖了我科的优势病种，也反映了当前社会的健康需求。每个病种均从概述、病因病机、辨证论治、医案解要、预防调摄方面详加论述，力求理论与实践相结合，传承与创新相统一。尤为珍贵的是，书中收录了司徒铃教授、张家维教授的诸多典型医案，学验俱丰，辨证之精准、取穴之巧妙、手法之独到，在这些医案中得以充分展现。同时，我们也荣幸收录了符文彬教授、薛爱国教授、陈婕主任、罗树雄主任等专家的临证心得，他们或精于针法，或长于推拿，各具特色，相得益彰。这些鲜活的临床记录，不仅体现了医者个体智慧，更凝聚着一代代针灸推拿人的集体经验。

在编写过程中，我们始终坚持“临床实用、传承精华、守正创新”的原则，既尊重传统理论，又注重现代验证；既突出中医特色，又兼顾时代需求。希望读者能透过这些文字，感受到针灸推拿的博大精深，体会到临证辨治的微妙精深。

谨以此书献给所有关心中医药事业发展的同仁与朋友。由于水平所限，书中难免有疏漏之处，恳请各位读者不吝指正。

愿针灸推拿这一中华医学瑰宝，在新的历史时期绽放更加璀璨的光芒！

编者

2025 年 9 月

目　录

第一章　针灸推拿学发展源流与学科建设

一、概　　述

针灸推拿学是中医学的重要组成部分，是一门以中医理论为基础，研究针刺、艾灸、推拿等中医外治方法的理论、实践及其应用规律的学科。它通过刺激人体特定的穴位或部位，调节经络气血，达到防治疾病、保健养生的目的。针灸推拿学不仅是中国传统医学的瑰宝，也是世界医学宝库中的重要组成部分，具有独特的理论体系和丰富的临床实践经验。

针灸学主要包括针刺和艾灸两大类。针刺是指通过使用特制的针具（如毫针、三棱针、皮肤针等）刺激人体的穴位，以调节气血、疏通经络、调和阴阳。艾灸则是利用艾绒等材料制成的艾条，点燃后在穴位上进行温热刺激，起到温通经络、调和气血、扶正祛邪的作用。

推拿学是指通过运用各种手法（如推、拿、按、摩、揉、捏等），对人体的体表部位进行操作，以达到调节机体生理、病理状态的目的。推拿学的理论基础是基于中医的整体观念和经络学说，通过手法作用于人体的经络和穴位，调节气血、疏通经络、平衡阴阳，从而起到治疗疾病和保健养生的作用。

针灸推拿学的治疗人群非常广泛，如骨伤科疾病患者，包括颈椎病、肩周炎、腰椎间盘突出症、坐骨神经痛、膝关节炎等；神经科疾病患者，包括中风后遗症、面瘫、面肌痉挛、头痛、三叉神经痛等；内科疾病患者，包括失眠、胃肠功能紊乱、便秘、咳嗽等；皮肤科疾病患者，包括带状疱疹、湿疹、荨麻疹、痤疮等；妇科疾病患者，包括更年期综合征、多囊卵巢综合征、痛经、月经不调、不孕症等；儿科疾病患者，包括小儿腹泻、小儿积食、小儿肌性斜颈等；五官科疾病患者，包括鼻炎、咽炎、耳鸣耳聋、近视等；亚健康人群，包括慢性疲劳综合症等。

二、针灸推拿学的发展源流

针灸推拿学的起源可以追溯到远古时期，人们在生产生活中，偶然发现用尖锐的石头按压身体某些部位，能缓解伤痛，这便是针刺和推拿的雏形。据《山海经》记载“高氏之山，其上多玉，其下多箴石”，箴石即最早的针刺工具。早期的推拿则主要用于简单的外伤止痛和缓解身体疲劳。

1. 春秋战国至秦汉时期

这一时期是针灸推拿理论体系初步形成阶段。《黄帝内经》奠定了中医理论基础，其中对针灸推拿有着大量论述。如提出“经络学说”，详细阐述了人体经络系统的分布、功能及与脏腑的联系，为针灸推拿的治疗提供了理论依据。在推拿方面，记载了按摩、导引等方法治疗疾病，强调“治未病”思想，在预防保健上应用推拿。

东汉张仲景在《伤寒杂病论》中虽以方药著称，但也提及针灸推拿的应用，如“少阴病，下利，脉微涩，呕而汗出，必数更衣，反少者，当温其上，灸之”，阐述了针灸在伤寒病治疗中的应用原则。

2. 魏晋隋唐时期

晋代皇甫谧编撰《针灸甲乙经》，系统整理了人体经络穴位，确定了 349 个穴位的名称、位置和主治病证，是我国第一部针灸学专著，对后世针灸学发展影响深远。这一时期，推拿在临床应用更为广泛，葛洪《肘后备急方》中记载了用捏脊法治疗腹痛等病证，拓展了推拿的治疗范围。

隋唐时期，针灸推拿得到官方重视。太医署设立针灸科和按摩科，培养专业人才。孙思邈在《备急千金要方》中绘制了彩色针灸明堂图，对穴位定位和针灸操作规范有详细描述，还记载了许多推拿治疗疾病的经验，如用膏摩法治疗小儿疾病。

3. 宋金元时期

宋代王惟一铸造针灸铜人，统一了穴位定位，促进了针灸教学和临床应用的规范化。其著作《铜人腧穴针灸图经》对穴位的解剖位置、针灸操作等给予了详细的说明。这一时期，推拿在儿科领域发展迅速，形成了独特的小儿推拿体系，如《小儿按摩经》等著作相继问世，对小儿常见疾病的推拿治疗有详细论述。

金元四大家在针灸推拿理论和实践上各有创新。刘完素主张“火热论”，在针灸治疗中注重清热泻火；张子和提倡“攻邪论”，用针灸推拿配合祛邪治疗疾病；李东垣重视脾胃，在针灸推拿治疗中强调调理脾胃；朱丹溪倡导“相火论”，运用针灸推拿滋阴降火。

4. 明清时期

明代是针灸学发展的鼎盛时期。杨继洲的《针灸大成》是对明代以前针灸学的总结，内容丰富，包括经络穴位、针灸手法、临床治疗等，对后世针灸临床影响极大。在推拿方面，明代形成了许多推拿流派，如“小儿推拿”“正骨推拿”等，各流派在手法、治疗病种等方面各具特色。

清代吴谦等编撰的《医宗金鉴·正骨心法要旨》对正骨推拿的理论和手法进行了系统整理，提出“正骨八法”，使正骨推拿的理论和技术更加完善。此外，这一时期针灸推拿在妇科疾病治疗中也积累了丰富经验，如用针灸调理月经不调、痛经等。

5. 现代针灸推拿的发展与应用

现代医学发展中，针灸推拿与现代科学技术相结合，在临床治疗、科研、教学等方面取得显著成就。在内外妇儿各科疾病治疗中，针灸推拿应用广泛，如针灸治疗中风、面瘫、失眠等神经系统疾病；推拿治疗颈椎病、腰椎间盘突出症等骨伤科疾病；针灸推拿辅助治疗妇产科的月经不调、产后康复；小儿推拿治疗小儿感冒、咳嗽、消化不良等。

针灸推拿学在历史长河中不断发展完善，历代医家的理论阐述与临证经验为其传承发展奠定了坚实基础。在现代医学中，针灸推拿作为绿色、安全、有效的治疗方法，正发挥着越来越重要的作用，为人类健康事业继续做贡献。

三、针灸推拿学的医学特点

针灸推拿是中医外治法的重要组成部分，具有悠久的历史和丰富的临床实践。它以中医理论为基础，通过针刺、艾灸、推拿等手段调节人体的气血、经络和脏腑功能，以达到治疗疾病、预防保健的目的。针灸推拿学的医学特点主要体现在以下几个方面。

1. 理论基础的系统性与独特性

针灸推拿的理论基础源于中医的整体观念和辨证论治原则。其核心理论包括经络学说、气血理论、脏腑理论等。经络是针灸推拿的理论核心，人体的经络系统贯穿全身，联络脏腑，沟通内外，是气血运行的通道。针灸推拿通过刺激经络上的穴位，调节气血运行，从而达到治疗疾病的目的。这种理论体系不仅具有系统性，还体现了中医对生命活动和疾病发生机制的独特理解。

2. 治疗手段的多样性与非药物性

针灸推拿的治疗手段丰富多样，主要包括针刺、艾灸、推拿、拔罐、刮痧等。这些方法均为非药物性治疗手段，具有无创或微创的特点，避免了药物治疗可能带来的副作用。例如，针刺通过针具刺激穴位，调节气血运行；艾灸通过艾草的温热刺激和药理作用，温通经络，祛寒除湿；推拿通过手法作用于人体体表，调节脏腑功能，缓解肌肉疼痛。这些方法可以根据患者的病情和体质灵活选择，体现了中医治疗的个性化特点。

3. 治疗机制的调节性与整体性

针灸推拿的治疗机制主要体现在调节人体的气血、经络和脏腑功能。其核心是通过刺激穴位，调节气血运行，疏通经络，从而达到“通则不痛”的治疗效果。针灸推拿不仅关注局部病变，还注重整体功能的调节。例如，在治疗颈椎病时，除了局部穴位的刺激外，还会通过调节全身气血，改善脏腑功能，从根本上缓解症状。这种整体调节的治疗机制与现代医学的系统论不谋而合。

4. 临床应用的广泛性与有效性

针灸推拿在临床应用中具有广泛的适应证，涵盖了内科、外科、妇科、儿科、骨伤科等多个领域。例如，针灸可用于治疗头痛、失眠、面瘫、中风后遗症等神经系统疾病；推拿则在治疗颈椎病、腰椎间盘突出症、肩周炎等骨伤科疾病方面具有显著疗效。此外，针灸推拿还可用于调理亚健康状态，增强机体免疫力，预防疾病。大量的临床实践和现代研究证明，针灸推拿在治疗多种疾病方面具有显著的疗效，尤其在慢性疾病和疼痛管理方面表现出独特的优势。

5. 与现代医学的互补性

随着现代医学的发展，针灸推拿逐渐与现代医学相结合，形成了中西医结合的治疗模式。现代医学研究发现，针灸推拿可以通过调节神经、内分泌、免疫等系统，发挥镇痛、抗炎、调节脏腑功能等作用。例如，针灸可以激活人体的内源性阿片肽系统，发挥镇痛作用；推拿可以通过改善局部血液循环，缓解肌肉痉挛。这种中西医结合的模式不仅丰富了临床治疗手段，还为现代医学提供了新的研究方向。

6. 预防保健与康复治疗的双重性

针灸推拿不仅是一种有效的治疗手段，还具有预防保健和康复治疗的双重功能。在预防保健方面，针灸推拿可以通过调理气血、疏通经络，增强机体免疫力，预防疾病的发生。例如，通过艾灸神阙、足三里等穴位，可以调节脾胃功能，增强体质。在康复治疗方面，针灸推拿可用于中风后遗症、手术后康复、运动损伤等的康复治疗，通过刺激穴位和调整脏腑功能，促进机体功能的恢复。

7. 操作的简便性与可及性

针灸推拿的操作相对简便，不需要复杂的设备和条件，易于推广和应用。针刺和艾灸仅需针具和艾条即可操作，推拿则通过手法作用于人体体表，无需任何器械。这种简便性使得针灸推拿在基层医疗机构和家庭保健中具有广泛的应用前景。同时，针灸推拿的操作技术相对容易掌握，经过系统培训的医务人员和家庭保健人员均可进行操作，为疾病的预防和治疗提供了便利。

第二章　项痹

一、概　述

项痹，属于中医学“痹证”的范畴，西医学又称之为颈椎病、颈椎综合征，是颈椎骨关节炎、增生性颈椎炎、颈神经根综合征、颈椎间盘脱出症的总称，是一种以退行性病理改变为基础的疾患。主要由于颈椎长期劳损、骨质增生，或椎间盘脱出、韧带增厚，致使颈椎脊髓、神经根或椎动脉受压，出现一系列功能障碍的临床综合征。表现为椎节失稳、松动；髓核突出或脱出；骨刺形成；韧带肥厚及继发的椎管狭窄等，刺激或压迫邻近的神经根、脊髓、椎动脉及颈部交感神经等组织，而引起的一系列症状和体征。本病是中老年人的常见病、多发病。目前对于本病的治疗多采用非手术疗法，而在各种非手术疗法中，又以针灸、推拿等治疗优先考虑。

二、病因病机

颈椎间盘退变是本病的内因，各种急、慢性颈部损伤，感受风、寒、湿邪侵袭是本病的外因。

1. 内因

一般情况下，颈椎椎间盘退变是从软骨板开始的，并逐渐骨化，通透性也随之降低，髓核中的水分逐渐减少，椎间隙变窄。由于椎间隙变窄，使前、后纵韧带松弛，椎间失稳及继发性炎症，后关节囊松弛，关节腔变窄，关节面长时间磨损而导致增生。椎体后关节、钩椎关节等部位的骨质增生及椎间孔变窄或椎管前后径变窄，是造成脊髓、颈神经根、椎动脉及交感神经受压的主要病理基础。

2. 外因

由于跌、仆、闪、挫或长期从事低头伏案工作，平时姿势不良，或睡姿不当，均可使颈椎间盘、后关节、钩椎关节、椎体周围各韧带及其附近软组织有不同程度的损伤，从而破坏了颈椎的稳定性，促使颈椎发生代偿性骨质增生。若增生物刺激或压迫邻近的神经、血管和软组织，则会引起各种相应的临床症状和体征。

中医认为，颈椎病与年龄及气血盛衰、筋骨强弱有关。年老体弱，肝肾、气血亏虚，筋肌骸节失却滋养；或被风寒湿邪所侵，气血凝滞痹阻；或反复积劳损伤，瘀聚凝结于脊窍，易发为本病。

三、辨证论治

本病以肝、肾虚为本，以寒、湿、瘀为标。根据其临床特征，当从外因、内因论治，临床上呈现虚多实少，或本虚标实，虚者以补肝肾为主，兼调养气血；实者祛邪活络为要。针对病因，施以活血化瘀、散寒除湿、清泻湿热等治法。

（一）风寒湿痹证

【症状】颈、肩、上肢串痛麻木，以痛为主，头有觉重感，颈部僵硬，活动不利，恶寒畏风。舌淡红，苔薄白，脉弦紧。

【治法】祛风散寒，祛湿通络。

【方药】羌活胜湿汤加减。

羌活 6g，独活 6g，藁本 5g，防风 5g，炙甘草 5g，川芎 3g，蔓荆子 3g。

方中羌活、独活辛苦温燥，皆可祛风除湿，通利关节。其中羌活善祛上部风湿，独活善祛下部风湿，二者合用，可散周身风湿而止痹痛，共为君药。防风散风胜湿而治一身之痛；川芎上行头目，旁通络脉，既可疏散周身风邪，又能活血行气而止头身之痛，共助君药散邪通痹止痛之力，用为臣药。藁本疏散太阳经之风寒湿邪，且善达巅顶而止头痛；蔓荆子亦轻浮上行，主散头面之邪，并可清利头目，俱为佐药。甘草缓诸药辛散之性，并调和诸药，为佐使药。诸药配伍，可祛风胜湿，宣痹止痛。

【针灸选穴及操作方法】

颈夹脊穴、天柱、百劳为局部选穴，可舒筋骨，通经络，疏导颈项部气血；后溪属手太阳经，通督脉，悬钟属足少阳经，为髓会，合谷、手三里属手阳明经，与局部穴位合用，远近相配，可疏调颈项部经络气血，疏筋通络止痛。

手法选用补法或者温针灸，留针 30 分钟，温阳通督。

（二）血瘀气滞证

【症状】颈肩部、上肢刺痛，痛处固定，伴有肢体麻木。舌质暗，脉弦。

【治法】行气活血，通络止痛。

【方药】桃红四物汤加减。

熟地黄15g，当归15g，白芍15g，川芎15g，桃仁15g，红花15g。

桃红四物汤以祛瘀为核心，辅以养血、行气。方中以强劲的破血之品桃仁、红花为主，力主活血化瘀；以甘温之熟地、当归滋阴补肝，养血调经；白芍养血和营，以增补血之力；川芎活血行气，调畅气血，以助活血之功。全方配伍得当，使瘀血祛、新血生、气机畅，化瘀生新是该方的显著特点。

【针灸选穴及操作方法】

颈夹脊穴、天柱、百劳为局部选穴，可舒筋骨、通经络，疏导颈项部气血；四花穴（膈俞和胆俞），膈俞为血之会穴，胆俞为胆腑之背俞穴，肝胆互为表里，胆俞可疏理肝气调节一身之气，相互制约，相互为用，调和气血，调整阴阳；外劳宫又称落枕穴，有活血通络、解痉镇痛作用。

手法选用泄法，针下得气后，先深后浅，轻插重提，以上提用力为主，留针30分钟，理气活血化瘀。

（三）痰湿阻络证

【症状】头晕目眩，头重如裹，四肢麻木，纳呆。舌暗红，苔厚腻，脉弦滑。

【治法】祛湿化痰，通络止痛。

【方药】半夏白术天麻汤加减。

半夏9g，白术18g，天麻6g，茯苓6g，橘红6g，甘草3g，生姜1片，大枣2枚。

本方乃二陈汤去乌梅，加天麻、白术、大枣而成。方中半夏辛温而燥，燥湿化痰，降逆止呕；天麻甘平而润，入肝经，善于平肝息风而止眩晕。二者配伍，长于化痰息风，“头旋眼花，非天麻、半夏不除”，共为君药。白术健脾燥湿，茯苓健脾渗湿，以治生痰之本，与半夏、天麻配伍，加强化痰息风之效，共为臣药。橘红理气化痰，使气顺痰消，为佐药。使以甘草调药和中，煎加姜、枣以调和脾胃。诸药合用，共奏化痰息风、健脾祛湿之效。

【针灸选穴及操作方法】

颈夹脊穴、天柱、百劳为局部选穴，可舒筋骨、通经络，疏导颈项部气血；后溪属手太阳经，通督脉；悬钟属足少阳经，为髓会，合谷、手三里属手阳明经，与局部穴位合用，丰隆为足阳明胃经，祛湿化痰、阴陵泉属足太阴脾经，健脾祛湿。

局部穴位采用重插轻提，远端穴位采用轻插重提，留针 30 分钟。健脾化湿，温经通络。

（四）肝肾不足证

【症状】眩晕头痛，耳鸣耳聋，失眠多梦，肢体麻木，面红目赤。舌红少汗，脉弦。

【治法】补益肝肾，通络止痛。

【方药】肾气丸加减。

干地黄 24g，淮山药 24g，山茱萸 24g，牡丹皮 9g，茯苓 9g，泽泻 9g，桂枝 3g，附子 3g（先煎）。

方用干地黄（今多用熟地黄）为君，滋补肾阴，益精填髓。《本草经疏》谓："干地黄乃补肾家之要药，益阴血之上品。"臣以山茱萸，补肝肾，涩精气；山药健脾气，固肾精。二药与地黄相配，补肾填精，谓之"三补"。臣以附子、桂枝，温肾助阳，生发少火，鼓舞肾气。佐以茯苓健脾益肾，泽泻、牡丹皮降相火而制虚阳浮动，且茯苓、泽泻均有渗湿泄浊、通调水道之功。三者配伍，与"三补"相对而言，谓之"三泻"，即补中有泻，泻清中之浊以纯清中之清，而益肾精，且补而不滞。诸药相合，非峻补元阳，乃阴中求阳，微微生火，鼓舞肾气，即"少火生气"之意。

【针灸选穴及操作方法】

颈夹脊穴、天柱、百劳为局部选穴，可舒筋骨、通经络，疏导颈项部气血；后溪属手太阳经，通督脉，悬钟属足少阳经，为髓会，合谷、手三里属手阳明经，与局部穴位合用，肝俞、肾俞为足太阳膀胱经穴，肾乃先天之本，肾主骨生髓，肾阴肾阳乃人体的根本。

手法选用补法，针下得气后，先浅后深，重插轻提，以重插力为主，留针 30 分钟，补肝肾、强筋骨。

（五）气血亏虚证

【症状】头晕目眩，面色苍白，心悸气短，四肢麻木，倦怠乏力。舌淡苔少，脉细弱。

【治法】益气温经，和血通痹。

【方药】黄芪桂枝五物汤加减。

黄芪9g,芍药9g,桂枝9g,生姜18片,大枣4枚。

本方为桂枝汤去炙甘草,倍生姜,加黄芪而成。方中黄芪甘温益气,补在表之卫气,为君药。桂枝辛温,散风寒而温经通痹,与黄芪配伍,益气温阳,和血通经。桂枝得黄芪,益气而振奋卫阳;黄芪得桂枝,固表而不留邪。芍药养血和营,濡养肌肤以通血痹,与桂枝合用,调营卫而和表里,共为臣药。生姜辛温,疏散风邪,以助桂枝之力;大枣甘温,益气养血,以资黄芪、芍药之功;与生姜为伍,又能和营卫,调诸药,为佐使药。五味相合,配伍精当,共奏益气温经、和血通痹之效。

【针灸选穴及操作方法】

颈夹脊穴、天柱、百劳为局部选穴,可舒筋骨、通经络,疏导颈项部气血;后溪属手太阳经,通督脉;悬钟属足少阳经,为髓会,合谷、手三里属手阳明经,与局部穴位合用,远近相配,可疏调颈项部经络气血,疏筋通络止痛;足三里为足阳明胃经经穴,三阴交为三阴经经穴,属足太阴脾经,可补气养血。

手法选用补法或者温针灸,留针30分钟,温阳通督。

四、医案解要

(一)符文彬医案

黄某,女,48岁,于2015年10月5日初诊,因“反复颈肩部疼痛20余年”就诊。

【病史】左侧为重,夜间明显,劳累加重,时有头晕,左侧心俞处常疼痛难忍(无外伤史),无头痛,无恶心呕吐,手麻,无心慌心痛,无口干口苦,纳眠可,二便调。平时常做粗重活。

【体格检查】颈椎生理曲度变直,颈肩左侧压痛(+++),叩顶试验(+),左侧臂丛牵拉试验(+),右侧(-),霍夫曼征(-),膝反射(++),踝反射(++),无阵挛,下肢锥体束征(-)。四肢肌力5级,肌张力正常,感觉正常。舌淡红,苔薄白,脉细。

【诊断】

中医诊断:项痹。

证候诊断:气血亏虚证。

西医诊断:颈椎病(混合型)。

【治疗】

针刺：百会、印堂、内关、阳陵泉、三阴交（双）。

精灸：百劳、肩中俞、肩外俞、肩井、四花穴、肾俞、后溪、中渚、至阴（双）、背部阿是穴、引气归元各2壮。

刺络：大椎、心俞（双）。

埋针：心俞（双）、胆俞（双）。

治疗经过：以上方为主治疗，每周1~2次。针刺1次后，疼痛明显缓解，针至第8次后基本痊愈，之后间断调理3次巩固疗效，2016年4月4日相遇告知已无发作，大喜。

【按】符教授认为：患者颈肩疼痛，属于中医学的"项痹"范畴。其发生与体质因素、气候条件、生活环境及饮食等有密切关系。符教授认为此为正虚卫外不固，且是发病的内在基础，感受外邪是项痹证发生的外在条件。风、寒、湿、热、痰、瘀，邪滞筋脉、关节、肌肉，致经络闭阻，不通则痛；血气不足，不荣则麻，均为痹证的发病机制。

患者舌淡苔薄白，脉细，素体虚弱，阴血不足，筋脉失养，致颈肩酸痛，夜间阴血归于内里，故见夜间加重；患者平素工作劳累，颈椎肩部气血劳损、筋脉受阻，发为疼痛。

符教授主张"治病先调神"，百会居人体头部正中最高点，乃诸阳之会，与脑密切相关，具有明显的调节情志、醒脑开窍功用；印堂为督脉循行线上的经外奇穴，针之可醒脑调神，安神止痛。督脉为"阳脉之海"，又与任脉相通，可协调阴阳。针刺百会、印堂穴同用以治病调神。阳陵泉为胆经下合穴，《灵枢・邪气藏府病形》曰："筋急，阳陵泉主之。"因此阳陵泉能够舒筋活络，调胆顺气，行气止痛，治疗颈肩疼痛属同经取穴。内关用"诸痛痒疮，皆属于心"之意。患者多受风寒，且颈肩部劳损，气血循环差，艾灸可疏风通络，活血散寒止痛，符教授独到的精灸具有负时短、负数少，且负力足、疗效稳定的特点，予以负患者颈肩部的百劳、肩中食肩外俞、肩井疏通经络，减轻疼痛。配合选穴引气归元以培补后天以滋养先天；四花穴（膈俞和胆俞），膈俞为血之会穴，属阴，胆俞为胆腑之背俞穴，属阳，肝胆互为表里，胆俞可疏理肝气调节一身之气，二穴一阳一阴，一气一血，相互制约，相互为用，调和气血，调整阴阳；肾乃先天之本，肾主骨生髓，肾阴肾阳乃人体的根本，灸之可强肾壮骨；后溪属手太阳小肠经之输穴，"输主体重节痛"，小肠经循行肩背部，且为八脉交会穴之一，通督脉，灸之可通督脉和肩背部经气，缓解疼痛；中渚乃手少阳三焦经之输穴，《肘后歌》中载："肩背诸疾中渚下。"《席弘赋》载："久患伤寒肩背痛，但针中渚得其宜。"因此灸之可疏通肩背部气血，活血止痛；至阴穴乃足太阳膀胱经之井穴，远端取穴，灸之可疏通膀胱经经气；选穴引气归元以培补后天以滋养先天；再根据"以痛为瑜"，灸阿是穴穴。综上所述，取穴局部与远端结合，多经（小肠经、三焦经、胆经、任督脉和膀胱经）同调，共奏良效。

符教授主张补中有泻，以达阴阳平衡。大椎属督脉，乃三阳与督脉之会，灸后刺血大椎以疏泻体内多余之阳气和疏通颈部气血。心主血脉，久病入络，刺血心俞活血化瘀止痛。

符教授强调"一针二灸三巩固"，最后予以心俞、胆俞埋皮内针以维持且巩固疗效。脏腑相通理论认为心与胆相通，胆经相关的经脉可以到达颈项部，《素问》讲"诸痛痒疮，皆属于心"，且心主神明，治病必先调神，心主不明则十二官危，提示了疼痛类疾病调心的重要性；足少阳胆经是"主骨所生病"，让机关利而活动灵活，综上心胆两者沟通于经络，统一于神智，但是又各有所长，相辅相成，心胆同治。

（二）薛爱国医案

梁某，男，39岁，初诊日期：2022年6月25日。因"颈痛、活动受限3天"就诊。

【病史】患者于3天前在劳累后出现颈部疼痛，伴左侧颈肩部牵扯痛，转头时明显，活动受限，无双上肢麻木，无头晕头痛，无恶心呕吐，无视物旋转，无胸闷胸痛，无心悸气促，无腹胀腹痛，未予重视，在家休息后未见缓解，为求进一步系统诊治，遂于今日至东莞市中医院门诊就诊。

【体格检查】颈部外观未见明显畸形，颈肌紧张，压痛（+），左侧颈肩部肌肉紧张，压痛（+），压颈试验（-），左侧臂丛神经牵拉试验（-），右侧臂丛神经牵拉试验（-），叩顶试验（-），霍夫曼征（-）。舌暗红苔薄，脉弦。

【诊断】

中医诊断：项痹。

证候诊断：气滞血瘀。

西医诊断：颈型颈椎病。

【治法】中医以活血通络、行气止痛为法，针灸以颈项局部取穴为主。

【初诊治疗】局部取穴大柱、百劳、肩井，远端取穴后溪，局部皮肤常规消毒，选用 0.30mm×25mm 一次性无菌针灸针，采用呼吸泻法进针，即当患者吸气末时快速进针，直刺压痛点约 18mm，选用捣法，针下有如鱼吞钩感为佳，引起局部抽动 3 次为佳，后溪采用出诊后不按压针孔。

患者针刺后，马上症状减半，嘱加强日常生活避免长时间工作低头，予米字操加强颈部肌肉锻炼。

【二诊】2022 年 6 月 27 日，患者症状减轻 80%，继续以上法治疗，治疗完毕，症状基本消失。

【按】薛爱国教授认为，中年患者发病时间仅 3 天，考虑其平素劳累，未见明显神经症状，可选用针灸效果明显，治疗过程中重视足太阳膀胱经、手少阳小肠经。后续嘱患者加强背部肌肉训练。本案体现了中医针灸在颈椎病治疗中的独特优势。

特色疗法

1. 推拿治疗

（1）基本手法：头颈部一指禅推法、点按法、滚法、拿法、揉法、推法、叩击法等，可选择上述手法一种或几种放松颈项部的肌肉。

（2）通调督脉法：患者俯卧位，医者以大拇指指端按顺序分别点按风府、大椎、至阳、命门，点揉第 1 胸椎至第 12 胸椎两侧夹脊穴、膀胱经腧穴，反复 3 遍，力量以患者出现局部温热、酸胀、传导为度。

（3）间歇拔伸法：患者仰卧位，医者一手托住颈枕部一手把住下颌，纵向用力拔伸，持续 2~3 分钟，可反复 3~5 次。

（4）牵引揉捻法：患者坐位，医者站在患者身后，双手拇指置于枕骨乳突处，余四指托住下颌。双前臂压住患者双肩，双手腕立起，牵引颈椎，保持牵引力，环转摇晃头部 3~5 次，然后保持牵引力，作头部前屈后伸运动各 1 次，再后医者左手改为托住下颌部，同时用肩及枕部顶在患者右侧颞枕部以固定头部，保持牵引力，用右手拇指按在右侧胸锁乳突肌起点处（或痉挛的颈部肌肉处），右手拇指沿胸锁乳突肌自上而下做快速的揉捻，同时将患者头部缓缓向左侧旋转，以颈部的基本手法结束治疗。

（5）拔伸推按法：（以右侧为例）患者坐位，医者站在患者右前方，右手扶住患者头部，左手握住患者右手2~5指，肘后部顶住患者肘窝部，令患者屈肘，然后医者右手推按患者头部，左手同时向相反方向用力。

（6）旋提手法：嘱患者颈部自然放松，主动将头部水平旋转至极限角度，并做最大限度屈曲，达到有固定感。医生以肘部托住患者下颌，轻轻向上牵引3~5秒后，用短力快速向上提拉，常可听到"喀"的弹响声。注意扳动时要掌握好发力时机，用力要快而稳。

（7）定位旋转扳法：以向右旋转为例。患者坐位，医生站于患者后方，以左手拇指指腹推定在患者病变颈椎棘突（或横突）旁，用右手（或肘窝）托住患者下颌部。嘱其颈项部放松，低头屈曲15°~30°，然后嘱患者顺着医生的右手在屈曲状态下向右慢慢转头，当旋转到最大限度而遇有阻力时，医生顺势施以快速的向右扳动，同时，推顶棘突的左手拇指向右用力推压，两手协调动作，常可听到"喀"的弹响声，有时医生拇指下也会有感到轻微的位移感。

（8）旋转法：上颈段病变，要求患者将头颈屈曲15°；中段病变，要求患者将颈椎置于中立位；下段病变，要求患者将颈椎屈曲30°~45°。嘱患者头部向一侧旋转，旋转至极限角度（约80°），达到有固定感，同时迅速准确地做同向有力旋转，操作成功可以听到弹响声。

2. 针灸治疗

（1）针刺治疗：局部取穴（如颈夹脊穴、天柱、百劳等）为主，远部取穴（如后溪、外劳宫、悬钟、手三里、合谷等）为辅，可选用电针、运动针灸、平衡针、腹针、火针等特色针刺疗法。

颈夹脊穴、天柱、百劳为局部选穴，可舒筋骨、通经络，疏导颈项部气血；后溪属手太阳经，通督脉，悬钟属足少阳经，为髓会，合谷、手三里属手阳明经，与局部穴位合用，远近相配，可疏调颈项部经络气血，疏筋通络止痛；外劳宫又称落枕穴，有活血通络、解痉镇痛作用。

（2）艾灸治疗：直接灸、艾条灸、热敏灸等。

（3）小针刀疗法：有明确压痛点者，在严格消毒的前提下可实施小针刀治疗，以颈肩部阿是穴、筋结为松解减压部位。

3. 牵引疗法

可根据病情及临床经验制定牵引的重量、牵引的角度及牵引的体位。

4. 其他疗法

（1）其他外治法：敷贴、刮痧、拔罐、耳针、穴位注射等。

（2）物理治疗：红外线照射、蜡疗、超声波治疗等。

五、预防调摄

1. 心理调护

耐心向患者讲解颈椎病的病因和治疗方法等，使患者抛开顾虑，积极配合调护。

2. 生活方式指导

（1）枕头与睡眠姿势：侧卧时枕头应与肩同高，保持头与颈在同一个水平。

（2）工作姿势：坐位工作应尽量避免驼背、低头。

第三章　肩痹

一、概　　述

肩痹，属于中医学“痹证”的范畴，“肩”为部位，指肩关节及周围组织，“痹”为症状，指疼痛、酸楚、重着、麻木或活动障碍等。肩痹即指肩关节及其周围的肌腱、韧带、腱鞘、滑囊等软组织发生急慢性损伤、退行性改变，从而局部产生无菌性炎症的一种病症。肩部的疼痛、活动受限是其主要症状。本病多由于劳损、风寒侵袭、体虚等原因导致肩部经络阻滞不同或筋肉失养而成。疾病后期，病情迁延不愈者可出现肌肉萎缩、关节僵硬。现代医学的粘连性肩关节囊炎、肩袖损伤、肱二头肌长头肌腱炎、肩峰下滑囊炎等病引起的肩痛均属本病范畴。

二、病因病机

本病的病因病机虽多种多样，但不外乎内因和外因两种，外因多为风寒湿邪侵袭、筋骨外伤或慢性劳损，阻滞经络气血运行，不通则痛发为肩痹；内因则多为气血不足，或年老体弱，使筋骨失于濡养，不荣则痛，导致肩痹的发生。符文彬教授同样认为外伤劳损、风寒湿邪外袭为肩周炎的外因；气血失养、经脉不利、血运不畅为肩周炎发病的内因。

1. 外感风寒湿邪

久居湿地，冒雨涉水，风雨露宿，夜寐露肩当风，或夏季贪凉、空调直吹，以致风寒湿邪客于血脉筋肉，在脉则血凝不流，脉络拘急而疼痛。日久则寒湿之淫邪溢于筋肉，肩部屈而不伸，萎而不用。

2. 外伤劳损

急性外伤，如跌仆闪挫，则筋脉受损，瘀血内阻，脉络不通，不通则痛。久之，筋脉失养，拘急不用。慢性劳损，如姿势不良、长期伏案、过用电脑，又或长时间、重复性使用肩关节，像运动员、搬运工等职业，容易导致肩部筋骨劳伤，经脉不通而痛。

3. 气血不足

年老体弱，正气衰弱，或久病劳损，耗伤气血，均可导致气血不足，肩部筋骨失于濡养，从而发生肩痹。气血不足，经络空虚，风寒湿邪易乘虚而入，因此气血不足也可兼夹标实之证。

三、辨证论治

从病性上看，肩痹大体分为“不痛则痛”的实证和“不荣则痛”的虚证。从病位上看，肩痹病在筋骨，涉及多条经络，以手太阳、手少阳经、手阳明经和手太阴经为主，其中以肩后侧疼痛为主者为手太阳经证，以肩外侧疼痛为主者为手少阳经证，以肩前外侧疼痛为主者为手阳明经证，以肩前内侧疼痛为主者为手太阴经证。另外，不同时期肩痹的表现各有不同，治疗亦有所侧重，如肩痹在急性期疼痛明显，治疗应以缓解疼痛为主；肩痹在后期疼痛见轻但仍有活动受限，治疗应以纠正关节功能障碍为主。因此，肩痹的针灸推拿选穴应明虚实、辨经络、分时期，并可根据患者具体情况，结合多种中医外治方法，如艾灸、游走罐、耳针等，以及配合理疗、功能训练等。

（一）寒湿痹阻证

【症状】肩部窜痛，遇风寒痛增，得温痛缓，畏风恶寒，或肩部沉重感。舌质淡，苔薄白或腻，脉弦滑或弦紧。

【治法】祛寒化湿，宣痹通络。

【方药】二痹汤（《校注妇人良方》）加减。

独活 9g，羌活 9g，秦艽 9g，川芎 9g，熟地黄 15g，白芍 12g，桂枝 6g，茯苓 12g，防风 6g，细辛 3g，当归 12g，杜仲 15g，黄芪 30g，续断 15g，陈皮 9g，生姜 9g。

肩痹日久，或有上肢麻木，可加虫类药如地龙、全蝎、蜈蚣；寒湿重者，可加川乌、附子；肾虚者，可加鹿角胶；伴有上肢明显疼痛者，可加姜黄、伸筋草，重用桂枝、细辛。

【针灸选穴及操作方法】

主穴：阿是穴、肩髃、肩髎、肩前、肩贞、条口透承山、大椎、阴陵泉。

配穴：尺泽、孔最、肩井、臂臑、曲池、臑会、清冷渊、天宗、肩贞、秉风。

急性期可条口透承山，用泻法，同时配合针刺运动疗法活动患肩；阿是穴、肩髃、肩髎、肩前、肩贞用泻法，或配合电针或温针，电针波形为连续波，频率1~2Hz，输出强度以肩部肌肉轻微收缩为度，时间约20~30分钟；温针灸可行1~2壮。后期若粘连明显，可使用火针；大椎、阴陵泉用平补平泻。配穴多循经取穴，如手太阴肺经证配尺泽、孔最；手阳明大肠经证配肩井、臂臑、曲池；手少阳三焦经证配臑会、清冷渊；手太阳小肠经证配天宗、肩贞、秉风。肩部可配合艾灸加强效果。

（二）气滞血瘀证

【症状】肩部肿胀，疼痛拒按，以夜间为甚，舌质暗或有瘀斑，舌苔白或薄黄，脉弦或细涩。

【治法】活血化瘀，行气止痛。

【方药】身痛逐瘀汤（《医林改错》）加减。

秦艽3g，川芎6g，桃仁9g，红花9g，羌活3g，没药6g，当归6g，炒五灵脂6g，香附3g，牛膝9g，地龙6g。

若有热，可加苍术、黄柏；若体虚，可加黄芪。

【针灸选穴及操作方法】

主穴：阿是穴、肩髃、肩髎、肩前、肩贞、条口透承山、合谷、太冲、膈俞。

配穴：尺泽、孔最、肩井、臂臑、曲池、臑会、清冷渊、天宗、肩贞、秉风。

急性期可条口透承山，用泻法，同时配合针刺运动疗法活动患肩；其余毫针针刺采用泻法，或配合电针，电针波形为连续波，频率1~2Hz，输出强度以肩部肌肉轻微收缩为度，时间约20~30分钟。配穴多循经取穴，如手太阴肺经证配尺泽、孔最；手阳明大肠经证配肩井、臂臑、曲池；手少阳三焦经证配臑会、清冷渊；手太阳小肠经证配天宗、肩贞、秉风。肩部可配合游走罐加强效果。

（三）气血亏虚证

【症状】肩部酸痛日久，劳累后疼痛加重，伴头晕目眩、气短懒言、心悸失眠、四肢乏力，日久肌肉萎缩，关节活动受限。舌质淡，苔少或白，脉或细或弱或沉。

【治法】补气养血，舒筋活络。

【方药】黄芪桂枝五物汤（《金匮要略》）加减。

黄芪9g，桂枝9g，白芍9g，生姜18g，大枣9g。

肩部怕风怕冷，可加防风、羌活；肩痛明显甚至痛及上肢，可加蜈蚣；病程日久,可加威灵仙。

【针灸选穴及操作方法】

主穴:阿是穴、肩髃、肩髎、肩前、肩贞、足三里、三阴交。

配穴:尺泽、孔最、肩井、臂臑、曲池、臑会、清冷渊、天宗、肩贞、秉风。

局部取穴,如阿是穴、肩髃、肩髎、肩前、肩贞等可用平补平泻,亦可配合电针,或温针,方法同前;足三里、三阴交可用补法或温针。配穴多循经取穴,如手太阴肺经证配尺泽、孔最;手阳明大肠经证配肩井、臂臑、曲池;手少阳三焦经证配臑会、清冷渊;手太阳小肠经证配天宗、肩贞、秉风。

四、医案解要

(一)靳瑞医案

关某,女,53 岁。2005 年 6 月 10 日初诊。

【病史】右肩疼痛 3 年余,加重 1 天。患者 3 年前出现右肩疼痛,时轻时重。在某医院治疗时,曾做 X 线检查,诊断为"肩峰下滑囊炎",服用吲哚美辛、阿莫西林、活络丹,外贴伤湿止痛膏等药物,曾进行封闭治疗 3 次,症状时有反复,终未获痊愈。2 天前因洗衣劳累后疼痛加重,就诊时右肩疼痛并向颈部和整个上肢放射,患肢畏风寒,手指麻胀,右手无法触及左肩部,后伸不过腋下,活动严重受阻,肩外展试验阳性,X 线片示肩峰下有轻微钙化阴影。

【刻下症】患者神清,自觉劳动后易疲劳,不思饮食,无胸闷,无恶寒发热头痛,二便尚可。舌淡,苔白腻,脉沉。

【诊断】

西医诊断:肩峰下滑囊炎。

中医诊断:肩痹(气虚痰凝型)。

【治法】益气化痰,通络止痛。

【针灸处方】

主穴:肩三针(右)。

配穴:手三里(右)、足三里(双)、丰隆(双)。

患者正坐,先取肩三针,均用 2 寸毫针向肩关节方向刺入,但不刺入关节腔,行捻转法,以肩关节周围或向下有麻胀感为度。留针 30 分钟,期间每隔 10 分钟行针 1 次。余穴常规刺法,补手三里、足三里,泻丰隆。每天治疗 1

次，10 次为 1 个疗程。治疗后嘱患者注意肩部保暖，勿受风寒湿侵袭，注意饮食，勿食寒凉生冷，慎起居，调饮食，畅情志。

【复诊】经 1 个疗程（10 次）治疗后，患者自觉疼痛明显减轻，活动较以前有明显改善，经肩部向颈部及上肢的放射痛感消失，手指仍有麻胀，疼痛减轻，患肢可上举 45°、外展 50°，后伸可以触及背部脊中线，舌淡，苔白。配合肩部康复功能锻炼，其余同前。继续治疗，共 40 次，患者基本康复，日常生活自如，无任何不适。随访半年，病未复发。除在阴雨天稍感不适，其余时间患者无不适。嘱患者阴雨天在家自做艾灸局部调理。

【按】靳三针疗法由靳瑞教授创立，已有 50 余年的发展历史，是岭南针灸医学的一面鲜明旗帜，其对后来的岭南针灸医家影响深远。该疗法是对针灸穴位的高度凝练，因组穴常用 3 个穴位，因此称为“靳三针疗法”，其中的“肩三针”是临床常用穴组，主治肩痹（“肩三针”的具体介绍见后文），又该患者证属气虚痰凝，故在肩三针疏通局部经络基础上，加手三里、足三里，上下相应，益气助气化，配合丰隆化痰，共奏络通痛止之效。

（二）司徒铃医案

谭某，男，58 岁，工人。1976 年 5 月 19 日初诊。

【病史及刻下症】患者 1975 年 10 月底在工作时因用力过猛而扭伤右肩部，此后疼痛不已，每于夜间尤甚，常因痛剧呻吟而不得眠，经服中西药及针灸治疗半年，仍未见好转而来诊。现查右肩部压痛明显，活动受限，右臂外展约 90° 则痛，不能上举摸及头部。舌淡红，苔白带腻，脉弦。

【诊断】

肩凝症（肩周炎）。

【治法】疏调气血，通络祛痹。

【针刺处方】

（1）针刺加脉冲电（密波）：肩三针（右）、阿是穴、曲池（右）。

（2）针挑：阳性点（在颈 4~ 胸 2 夹脊及右肩胛部，每次找 4~5 点）。

隔日治疗 1 次。

【复诊】上方治疗 2 次后，症状大减；治疗 5 次后症状基本控制，功能逐渐恢复；治疗 8 次后肩痛完全消失，脉转和缓，可进行双杠活动，临床治愈。以后用当归注射液 2ml，维生素 B_1 100mg 交替分注曲池（右）、天宗（右）、肩髎

（右），隔天 1 次，共 5 次用来巩固疗效。5 个月后随访，一切正常，未见复发。

【按】司徒铃教授为岭南针灸医学的开拓者之一，从事医、教、研工作 62 年，在针灸治疗中风、各种痛证方面极有造诣。司徒铃教授善用补泻方法及多种特色针灸技术，包括针挑、火针、穴位注射、梅花针等。司徒铃教授认为，电针疗法采用不同的波形和“电量”（波幅），可起到不同的补泻作用。疏波是以兴奋为主，配以适当的“电量”可以认为是补法，但需注意，疏波作用时间过长亦起抑制作用；而密波是以抑制为主，适当增加“电量”可以认为是一种泻法，因此较强的密波脉冲电流多用于痛证。针挑疗法是在人体特定部位或腧穴上，用锋钩针、挑针或三棱针，挑断皮下的白色纤维样物或适当出少量血，以治疗全身疾病的方法。司徒铃教授认为针挑疗法是“九针”之中锋针疗法的发展，其实质是一种针刺的泻法，因其具有刺激强度大、维持时间长的特点，常将其用于实证和痛证。而对于穴位注射疗法，司徒铃教授认为该疗法使用不痛的药液，根据其药理性质的不同，可以产生不同的补泻作用，如使用北黄芪、当归、维生素 B 等具有补益作用的药液来进行穴位注射，可起补法的作用；如使用丹参、红花、七叶莲、黑老虎等具有泻实作用的药液来进行穴位注射，可起泻法的作用。

本案很好地展示了司徒铃教授的临床针灸特色，本案患者肩痛已半年多之久，就诊时仍剧痛难眠，活动受限明显，说明病邪亢盛，用一般泻法难以奏效，故使用较强的密波脉冲电流，并适当延长时间，再加以针挑阳性点以增强泻的作用来通络祛邪，缓急止痛。但患者年高病久，本必有虚，故在痛止之后，合用药物穴位注射，以达温经养血营筋之功，并可提高其抗病能力，以免复发。

（三）符文彬医案

罗某，女，55 岁。2010 年 8 月初诊。

【病史及刻下症】左肩部疼痛 1 年余。患者于 1 年前跌伤后诊断为软组织挫伤，经贴敷膏药、针灸等治疗后症状稍可缓解，但遇风寒则加重。近 1 个月以来疼痛加重，纳、寐尚可，无口干口苦，二便调。舌暗，苔白微腻，脉弦滑。

【中医诊断】

肩痹（寒湿阻络型）。

【针刺处方】

（1）恢刺：肩骨干恢刺不留针。

（2）眼针：上焦（左）。

（3）体针：阳陵（右）。

（4）艾灸：大椎、肩三针（左）、心俞（左）。

（5）埋皮内针：心俞。

【复诊】经首次治疗后，患者疼痛较前明显缓解，复诊5次后，患者已无疼痛，关节活动自如。随访1个月未复发。

【按】符文彬教授提倡整合针灸模式，本案也整合使用了多种针刺方法，其中包括恢刺法、眼针、体针、艾灸以及皮内针。恢刺法是治疗筋痹的经典刺法，最早见于《灵枢·官针》，其中记载“恢刺者，直刺傍之，举之前后，恢筋急，以治筋痹也”。眼针则重在止痛，因病在上，取上焦穴。《灵枢·九针十二原》曰：“疾高而外者，取之阳之陵泉也。”故阳陵泉可以治疗肩痹。艾灸可加强针刺效果，大椎为阳经之会，故取之。心俞为符文彬教授治疗痛证常用穴位之一，《素问·至真要大论》曰：“诸痛痒疮，皆属于心。”因此取心俞加强及巩固疗效。

（四）薛爱国医案

曾某，男，52岁。2024年12月27日初诊。

【病史】左肩部疼痛2月余。患者长期伏案工作，于2月余前无明显诱因感觉左肩疼痛，否认外伤，夜间疼痛加重，后逐渐出现抬举、外展、后伸等多角度活动受限，未系统诊治。

【刻下症】左肩部疼痛，以肩外侧为主，疼痛部位固定，局部压痛明显，痛如针刺，夜间疼痛明显，肩关节多角度活动受限，精神好，体力正常，食欲正常，二便调。舌暗苔白，脉弦。

【诊断】

西医诊断：肩周炎。

中医诊断：肩痹。

证候诊断：气滞血瘀证。

【治法】行气活血通络。

【针灸处方】

（1）条口透承山、后溪、中渚、外关行针刺运动疗法。

（2）肩髃、肩髎、阿是穴速刺，配合游走罐。

【复诊】经上述2次治疗后复诊，左肩关节疼痛好转，关节活动范围较前增大，舌暗苔白，脉弦，继续针刺治疗。针刺处方：阿是穴、肩髃、肩髎、肩前、臑俞、肩井、臂臑、臑会、曲池等穴行电针。电针治疗3次后，患者左肩已无明显疼痛，但仍有少许活动受限，因不影响日常生活工作，未继续治疗。嘱患者日常加强功能锻炼。

【按】肩周炎好发于50岁左右人群，故常称为五十肩，本案患者为52岁男性，正是本病的好发人群。《素问·上古天真论》有述“丈夫……七八肝气衰，筋不能动”，提示人到了50多岁的年龄段，筋的功能减退、修复能力下降，故更容易发生劳损筋伤。本案患者无外伤史，但工作原因长期伏案工作，考虑为长期劳损，肩周局部筋脉反复损伤，气血痹阻于局部，导致气滞血瘀、经脉不通，发为肩痹，患者疼痛部位固定，痛如针刺，疼痛拒按，舌暗苔白，脉弦，故辨证为气滞血瘀证。患者初诊时虽病程已有2个月，但肩部疼痛剧烈，影响睡眠，甚至夜间痛醒，因此临床仍以急性期治疗方案，以缓解疼痛为先，先选局部腧穴，如肩髃、肩髎、阿是穴等穴速刺，行泻法，行针后不留针，以疏通局部气血，再以条口透承山。条口透承山为治疗肩痹的常用经验穴，早已被收录进很多教材之中，条口穴为足阳明胃经穴，承山为足太阳膀胱经穴，一穴透二经，可透达阳气，通利关节，常配合针刺运动疗法，这也是《灵枢·周痹》所说的“故刺痹者……其瘈坚转引而行之”的现代应用。游走罐可活血通络祛瘀，正适合气滞血瘀型肩痛。患者经治疗后疼痛好转，后续则转为电针治疗，取穴多以局部邻近穴位为主，以加强肩周肌肉的松解，使患者疼痛及肩关节活动度得以进一步好转。

名家验方

1. 靳瑞教授“肩三针”

主穴：肩三针（肩髃为肩Ⅰ针，肩Ⅰ针同水平向前2寸为肩Ⅱ针，肩Ⅰ针同水平向后2寸为肩Ⅲ针）。

配穴：寒湿阻络证加阿是穴、风池、手三里、阳陵泉；气虚血瘀证加曲池、足三里、外关、合谷。

操作：患者取坐位或侧卧位，手臂自然下垂或放于躯干上，用75%乙醇常规消毒针刺部位。选30号1.5寸不锈钢毫针，先针肩三针再针配穴。针刺肩三针时，针尖向肩关节方向直刺1.2寸，以肩关节周围或向下有麻胀感为度，得气后采用疾徐补泻法和捻转补泻法，根据病情寒、热、虚、实分别施行，并嘱患者适当活动患肢。留针30分钟，间歇行针1分钟。粘连期前期连接电针治疗仪，以连续波治疗20~30分钟。每天1次，10次为1个疗程，之后先休2~3天，再行第2个疗程。

按：肩三针是靳瑞教授总结出的对于肩痹有确切疗效的一组穴位，分布在整个肩周部。其中肩Ⅰ针相当于肩髃穴，在肩峰下凹陷中取穴，不必举臂取之，肩髃穴为手阳明脉气所发，手太阳、手阳明、足少阳交会于此，可通经活络，散结止痛。肩Ⅱ针定位在肩Ⅰ针同水平向前方2寸处，位于三角肌前缘，有行气活血、通络止痛之功。肩Ⅲ针在肩Ⅰ针同水平向后方2寸处，位于三角肌后缘，有祛风除湿、疏通经络的作用。三穴分别位于肩关节内、外、上方，是气血最旺盛、经气最聚集之处。因此，三穴合用，共奏行气活血、祛风除湿、疏通经络、通络止痛之功。

2. 司徒铃教授肩周炎经验针方

取穴：夹脊、肩三针、曲池。

刺法：泻法，局部叩打梅花针后加悬灸。

按：司徒铃教授对于夹脊穴多用针挑疗法，此处夹脊穴并非传统的华佗夹脊穴（胸1至腰5左右旁开0.5寸），司徒铃教授把颈椎和骶椎旁开0.5寸的几个穴位也列为夹脊常用穴位，其中C_3~T_7夹脊穴主治胸腔内脏及上肢疾病，所以肩周炎多取此段夹脊穴。而针挑疗法的取效关键之一是“以痛为输”，故治疗肩周炎时，需在C_3~T_7夹脊穴中探寻阳性反应点挑刺，破皮挑出皮下白色纤维样物，做旋转牵拉动作，把皮下白色纤维样物挑断，起到活血祛瘀、通经活络、消肿止痛、调整脏腑阴阳的作用，而且针挑创口存在着组织再生过程，并且在较长的一段时间里，延续一定的刺激作用，相当于瘢痕灸的刺激度，司徒铃教授将针挑看作是一种针刺和艾灸的综合作用。肩三针即是上一案中所使用的穴位，属于“靳三针疗法”中的经典取穴，前文已表，此处不予赘述。曲池为手阳明经穴，配曲池可加强对阳明经的疏通。刺法中，肩三针和曲池的泻法，并非单指传统的针刺泻法，而是包括了针刺泻法、电针泻法、针挑等泻法在内，可根据实际情况选用。若患者疼痛较轻，可行针刺泻法，即以大幅度捻转或提插捣针引发较强刺激；若患者疼痛较重，可用电针泻法，即针刺后配以较强的密波脉冲电流，并可适当延长时间；若病程缠绵难愈，属于“病在经络痼痹者”，可在肩三针穴位周围寻找阳性反应点行针挑治疗，“宛陈则除之”。肩痹者或有风寒侵袭，可用梅花针叩打肩关节局部皮肤，以祛风散寒活络。此病虽属痛证标实，但多有本虚之体，故后用悬灸。

3. 符文彬“三步阶梯疗法”

符文彬教授擅长应用针灸疗法治疗各类疑难杂症，对于肩周炎，其总结出了“三步阶梯疗法”的临证思路。

（1）阶梯疗法之一：毫针针刺

眼针：首选眼针快速镇痛，一般选用上焦区为主，再根据经络循行部位，加以配穴，如肩前痛者加大肠区，肩后痛者加小肠区。针刺后嘱患者缓慢活动关节，一般留针15分钟。

恢刺松解：局部取阿是穴，或有痉挛、硬结、条索处，或疼痛旁穴位，消毒后直刺进针，得气后将针提至皮下，再分别向其前后左右方向各斜刺数次，得气后即出针。

相应取穴法：根据疼痛所过经络，取下肢同侧或对侧的同名经穴治疗。如肩周炎疼痛在肩部臑臂内侧，痛引缺盆，肩前、中府、尺泽等有压痛，辨证属手太阴证者，可取同侧对应的太阴经穴阴陵泉。又如疼痛在肩关节外廉处，肩髃、翳风、天井等有压痛，辨证属手少阳证者，可取对侧对应的少阳经穴阳陵泉提插手法，再活动患肢肩关节。

（2）阶梯疗法之二：加强

麦粒灸：常选穴肩三针、心俞、大椎治疗肩周炎，若为血瘀之证，可加灸膈俞。

火针：对病证属寒，肩周炎粘连严重，病变部位较深者，符文彬教授常在艾灸的同时采用火针。

刺络：符教授对属血瘀证的肩周炎患者，在毫针针刺后，视其血瘀重者而使用刺络之法，常选用背腧穴如大椎、心俞、膈俞进行刺络放血，以达到活血祛瘀止痛的目的。

（3）阶梯疗法之三：巩固

皮内针：符教授认为要提高远期效应，则必行巩固疗法。在治疗肩周炎中一般采用皮内针，多取穴心俞埋皮内针。

按：中医外治法多种多样，系统性将其整合运用可以提高整体疗效，而“三步阶梯疗法”治疗肩周炎则是符文彬教授整合针灸模式的具体体现。符教授曾跟彭静山教授学习研究眼针多年，认为其对治疗痛证有着极佳的疗效，肩周炎病位在上，故选上焦穴位；恢刺法为内经刺法，可改善血液循环状况，对病变部位局部的新陈代谢和致痛物质的清除都有作用，同时还可促进炎性物质的吸收，使肩部气血调和，经脉通利，得以松解，关节功能自行恢复。相应取穴法是《黄帝内经》中巨刺法和缪刺法的综合发展，即左病取右、右病取左、前病取后、后病取前、上病取下、下病取上的一种针灸临床思维，符文彬教授认为此法可调节阴阳平衡，调和气血，改善全身血流循环，祛风通络，通利关节，并且疗效佳。艾灸选取肩三针为局部选穴，灸之可疏通局部气血，散瘀通络止痛，灸大椎可以疏通督脉与诸阳经之阳气，祛除外邪，通阳散瘀，通络止痛。膈俞为八会穴之血会，灸此穴可活血化瘀，通络止痛。心俞为心之气血输注和汇聚的部位，灸心俞可推动气血运行，气血行则筋骨关节得以濡利。心俞贴皮内针可长时间留针，通过十二皮部所形成的微弱而持续的刺激，可起到疏通经脉气血和调整脏腑功能的作用，疗效明显，还可减少复发，且无明显疼痛，对患者工作和生活均无影响，易被患者接受。

特色疗法

1. 推拿治疗

推拿治疗具有绿色、无创、依从性高等特点。对于急性期患者，由于疼痛较敏感，治疗手法多宜轻柔，配以点穴，以疏筋活络，活血止痛；对于后期患者，治疗以改善肩关节功能为主，可用较重手法，如扳法、摇法、拔伸等，并着重配合关节各功能位的被动运动，以松解粘连，滑利关节，促进关节功能的恢复。

操作方法：患者取坐位，医生站于患侧，用一手托住患者上臂使其微外展，另一手施以拿揉，约 3 分钟，重点在肩前部、三角肌部及肩后部，同时配合患肢的被动外展、外旋和内旋活动，以缓解肌肉痉挛，促进粘连松解。医生依次在阿是穴、肩井、肩髃、肩髎、肩前、秉风、天宗、肩贞、曲池、手三里、合谷等穴行点压按揉手法，约 5 分钟，以酸胀为度，对有粘连部或痛点施弹拨手法，以解痉止痛，剥离粘连。医生一手扶住患肩，另一手握住其腕部或托住肘部，以肩关节为轴做环转摇动，幅度由小到大反复 10 次。然后再做肩关节的内收、外展及内旋的扳动各 5 次。医生用拿捏手法施于肩部周围，约 2 分钟，然后握住腕部，将患肢慢慢提起，使其上举，并同时做牵拉，反复 10 次。最后用搓法从肩部到前臂，反复上下搓动 3~5 遍，并牵抖患肢 15 次，结束治疗。

2. 耳穴疗法

耳穴疗法具有良好的镇痛效果，对于急性期肩痹，耳穴治疗可用于辅助镇痛；对于慢性期肩痹，耳穴治疗具有巩固疗效的作用。

取穴：肩、锁骨、肘、神门、皮质下。

用法：急性期多用耳针或配合耳穴电针；慢性期多用耳穴压豆。

操作方法如下。

耳针操作：患者取舒适体位，操作者采用探穴棒在对应耳穴区域寻找阳性反应点，用 75% 酒精消毒耳郭，然后用直径 0.18mm 长 15mm 的一次性针灸针快速进针相应穴位，做捻转手法，或接上电针治疗仪，疏波，留针 20~30 分钟。

耳穴压豆操作：患者取舒适体位，操作者采用探穴棒在对应耳穴区域寻找阳性反应点，用 75% 酒精消毒耳郭，然后用镊子夹取王不留行籽或磁珠耳穴贴，将其贴附在相应穴位上，并按压固定，嘱患者每日自行按压 3~5 次，以耳部酸胀发热为度，耳穴贴一般可保留 3 天。

3. 揿针

揿针属于皮内针的一种，多配合针刺使用，可以增强并巩固针刺疗效。

取穴：肩髃、肩髎、阿是穴。

操作方法：患者取坐位或侧卧位，充分暴露肩部，操作者定位穴位，用 75% 酒精消毒相应穴位，用镊子夹取揿针，针尖对准相应的穴位，另一手快速垂直按压揿针刺入皮肤，按压固定，外可再加贴输液贴加强固定，嘱患者保持皮肤干爽，每日可自行按压 3~5 次，1~2 天后撕下即可。

4. 游走罐

游走罐一般用于寒湿痹阻型和气滞血瘀型的肩痹，可除寒祛湿、活血祛瘀。

操作方法：患者取坐位或俯卧位，充分暴露肩部，操作者在肩部皮肤上均匀涂抹润滑油，根据患者体型选择合适大小的火罐，用闪火法把火罐吸附在肩部皮肤上，沿肩部手三阳经的经络走向缓慢移动火罐，从颈肩结合处（约肩中俞穴附近）至上臂（约臂臑穴附近），要求动作平稳，力度适中，在天宗、臑俞、肩贞、肩髎、肩髃、肩前等重点穴位处可稍作停留，以皮肤出现潮红或痧透为度。结束后清洁皮肤，嘱患者注意患肩保暖。

5. 火龙罐治疗

火龙罐治疗具有温通经脉、散寒祛瘀、温阳益气的作用，各个辨证分型的肩痹均可使用，肩痹的急性期操作力度宜轻，后期力度可增大，以患者舒适耐受为度。

操作方法：患者取坐位或俯卧位，充分暴露患侧肩部和上肢，操作者在肩部皮肤上均匀涂抹蕲艾精油，将火龙罐内部的艾炷点燃，待艾炷燃烧均匀后，罐口温度适宜时落罐，然后对肩背及上臂部位运罐走罐，运罐方法为匀速缓慢地正反回进行旋刮，方向为沿着督脉、手太阳经、手少阳经、手阳明经的循行，同时配合手掌小鱼际肌推揉施罐部位，在经过秉风、天宗、肩贞、肩髎、肩髃、肩井、曲池等穴位时稍作停留，用罐口进行点穴，力度以患者感觉酸、胀、麻为宜，接着施以透热灸，将罐内艾炷对准穴位施灸，用摇骰子的方式不断煽风，增加热力，加强灸感，直至患者局部皮肤红润。最后距离皮肤 3cm 处进行温和灸，匀速地上下左右移动，至局部透热、酸、胀、麻等灸感消失为宜。

五、预防调摄

1. 注意保暖，避风御寒

《素问·痹论》记载“凡痹之类，逢寒则急，逢热则纵”，痹证与寒热关系密切，风寒是导致肩痹发生的重要病因，也是导致肩痹加重或复发的重要诱因之一。肩痹为病，多喜温怕寒，严重之人或感肩冒凉风，或如坠冰窖之中，或自觉寒风穿肩而过，甚至夏天亦需肩裹厚衣被。因此肩痹患者需注意肩部保暖，避御风寒，遮躲雨淋。岭南地区虽平均气温普遍偏高，但天气变化较快，常有前一天晴天闷热，后一天或因下雨、台风、北风等原因天气骤变，因此肩痹者宜多关注天气变化，及时根据天气增减衣物，夜间不宜暴露患肩，避免受风；又岭南地区雨水偏多，一旦冒雨涉水，需及时擦干头发，更换干爽衣服；又岭南地区夏季炎热，室内空调常开，室内室外温差较大，肩痹者不宜贪凉，并注意日常工作生活避免正对空调出风口。另肩痹患者可多行局部热敷，促进血液循环。

2. 纠正不良习惯

外伤劳损是肩痹发生的重要因素，而不良的习惯更容易导致外伤或劳损的发生，因此纠正日常生活工作中的不良习惯不仅可以预防肩痹，而且有助于肩痹的康复，更能减少肩痹的复发。如体育锻炼应避免贪快贪多，锻炼前可多做热身，锻炼时可循序渐进地增加锻炼强度，锻炼后多行肌肉关节的放松拉伸；又如久坐，如电脑工作者，应避免不良姿势，或长时间保持一个姿势，落坐前可调整好坐位的高度和前后距离，工作台的高度，使肩和上臂可自然下垂，坐时注意保持背部挺直，肩部放松，避免长时间身体前倾或耸肩工作，每工作一段时间可适当活动肩部；又如睡眠姿势，不宜长时间侧卧压迫同一侧肩关节，可适当更换侧卧的方向，并注意枕头高度，避免下方肩部压力过大；又如生活工作应避免过度使用单侧上肢发力，可将单肩包换为双肩包，提重物时多换手等，并注意劳逸结合。

3. 适当锻炼，增强体质

适当锻炼可以有效缓解肩关节疲劳，预防肩痹发生，增强体质。对于一般人群来说，可以根据自身体能及兴趣选择合适的锻炼活动，如羽毛球、篮球、游泳、普拉提、瑜伽等，也可练习传统健身项目，如舞剑、太极拳、八段锦、易筋经等。对于肩痹人群来说，可以适当行肩部的灵活性训练（如肩部钟摆运动、肩部环绕活动）及肩部拉伸，并在专业康复师指导下行爬墙运动、弹力带训练、肌力训练等，训练一定要循序渐进，量力而行，持续至肩痹康复。

第四章　腰痛

一、概　　述

祖国医学早有记载腰痛一病，认识也很深刻，如《素问・刺腰痛篇》中说："衡络之脉令人腰痛，不可以俯仰，仰则恐仆，得之举重伤腰。"又云："肉里之脉令人腰痛，不可以咳，咳则筋缩急。"《医学心悟》也说："腰痛拘急，牵引腿足。"以上列举的症状均为腰痛合并下肢痛，咳嗽时加重，这与西医所说有关腰椎间盘突出的症状相似。腰椎间盘突出症是西医的诊断，中医没有此病名，而是把该症统归于"腰痛""腰腿痛"范畴。中医称之为"腰腿痛"或"腰痛连膝"等。《灵枢・经脉》曰："……项似拔，脊痛，腰似折，髀不可曲，腘如结，端如裂，是为踝厥。"其中踝厥是典型的腰腿痛症状，且疼痛剧烈，类似于急性腰椎间盘突出。本病常发生于 20 到 45 岁之间的体力劳动者，男性多于女性。多数病例有明显的腰部外伤史，少数仅有过劳、受凉史。

二、病因病机

腰痛病位在腰，与肾及足太阳、足少阴、任、督、带等经脉密切相关。病因病机复杂，常与外感六淫、内伤脏腑、外伤劳损等因素相关，具有"虚实夹杂、多因交织"的特点。外感因素包括风、寒、湿、热等邪气侵袭；内伤方面主要与肝、肾、脾等脏腑功能失调有关；外伤则包括跌打损伤、劳损等。元代朱丹溪《格致余论》曰："东南地卑湿，多外感湿热为病。"岭南地区气候湿热多雨，尤其是梅雨季节或沿海地区，湿邪易侵人体，常见病多与湿邪相关，岭南医学结合当地气候、饮食、生活方式等，认为湿、热、寒在本病发生发展中尤其重要。腰痛在古代及现代医学研究已形成完整理论体系，多因寒湿侵袭、湿热蕴结、肾精亏虚、气滞血瘀所致。

1. 寒湿腰痛

久居湿地或冒雨涉水或贪凉饮冷，寒性收引，湿性黏滞，寒湿凝滞腰部经络，气血不通则痛，阳气不运，腰痛如坠，遇寒加重，故《金匮要略・五脏风寒积聚病脉证并治》曰:“肾着之病,其人身体重,腰中冷,如坐水中……腰以下冷痛,腹重如带五千钱。”名老中医何炎燊重用桂枝、宽筋藤、鸡血藤等岭南当地温通祛湿之药,通过驱散寒湿、振奋阳气,恢复腰部气血流畅,临床疗效显著。

2. 湿热腰痛

现代人生活水平不断提高,饮食不节,嗜酒肥甘,运动不足,岭南人嗜食肥甘海鲜、凉茶冷饮,损伤脾胃,酿生湿热,正如《景岳全书》曰:“肥甘过度,湿热内生,流注腰肾,痛而重坠”,《医学心悟》曰:“肥甘过食,湿热内蕴,流注下焦,腰痛如绞。”南方地处湿热气候,外湿易侵人体,使脾运化失调,内生痰湿,痰湿瘀阻,久则化热,湿热下注,灼伤筋脉,痛处灼热,伴小便黄赤,舌苔黄腻,故在岭南地区,腰痛患者偏于湿热体质。邓铁涛、何炎燊等岭南名医遵承《内经》“湿热不攘,大筋緛短”之训,又融本土草药与特色外治法,形成“清热利湿、通络补肾、内外同治”完整体系。

3. 肾虚腰痛

《景岳全书》云:“腰痛这虚证十居八九,肾虚为本。”若先天禀赋不足,或久病、房劳过度,耗伤肾精,腰府失濡。《诸病源候论》载:“肾主腰脚,劳损于肾,动伤经络,故腰痛。”岭南湿热交蒸,湿为阴邪,久则伤阳;热为阳邪,久则耗阴,终致肾阴阳两虚。肾阳虚者,过食海鲜、凉茶,损伤脾肾阳气,命门火衰,腰部失温,症见冷痛、畏寒,如《岭南采药录》言:“凉茶过饮,肾阳式微,腰冷如冰。”肾阴虚者,劳逸失度,熬夜耗阴,肾水不足,虚火扰动,症见腰酸隐痛、五心烦热。

4. 瘀血腰痛

《医林改错》云:“凡腰痛,必有瘀血。”南方生活节奏快,竞争压力大,易致肝气郁结,气血失和,血行不畅,发为气滞血瘀型腰痛。如《张氏医通》曰:“郁怒伤肝,则诸筋纵弛,腰痛连胁。”或跌仆闪挫,损伤腰部筋脉,血溢脉外,瘀血留滞,症见痛如针刺,痛处固定。如《医宗金鉴》载:“举重伤力,气血凝滞,腰痛如折。”或久坐久立,长期负重,气血运行不畅,瘀血内生;或因岭南气候,湿性黏滞,与瘀相结,阻滞腰府;或因肾精亏虚,气血运行无力,血滞成瘀皆可发生腰痛。

三、辨证论治

本病以肾虚为本,以湿、热、瘀为标,根据其临床特征,当从外感、内伤论治,外感腰痛分为寒湿腰痛、湿热腰痛之证,内伤腰痛分为瘀血腰痛、肾虚腰痛之证。临床上呈现虚多实少,或本虚标实,虚者以补肾壮腰为主,兼调养气血;

实者以祛邪活络为要，针对病因，施以活血化瘀、散寒除湿、清泻湿热等法。

（一）寒湿腰痛证

【症状】腰痛重坠，屈伸不利，日轻夜重，天阴下雨加剧，形寒肢冷，面色苍白。舌质淡，苔腻，脉沉迟。

【治法】温寒祛湿，通络止痛。

【方药】甘姜苓术汤加减（肾着汤）。

甘草 6g，白术 6g，干姜 12g，茯苓 12g。

若寒重于湿者，可加用乌头汤；若兼感风寒，可合用人参败毒散；偏于气虚受寒而腰痛者，可合用黄芪建中汤。

【针灸选穴及操作方法】

局部取穴：肾俞、大肠俞、腰阳关、委中（“腰背委中求”）。上述穴位主要针对腰部经络不通或气血运行不畅的情况，可起到疏通经络、调和气血的作用。

远端配穴：后溪（通督脉，善治腰背部疾患）、昆仑（足太阳膀胱经之要穴，可舒筋活络、缓解腰膝酸痛）。

在基础穴位上艾灸命门与关元以温补肾阳，驱散寒邪，配合阴陵泉健脾化湿。

手法选用采用补法或温针灸，留针 30 分钟，以助阳气恢复，促进寒湿外排。

（二）湿热腰痛证

【症状】腰部疼痛灼热，痛连下肢，面色红赤，口苦咽干，小便短赤，大便干燥。舌红苔黄，脉滑数。

【治法】清热利湿，舒筋止痛。

【方药】四妙散加减。

苍术 10g，薏苡仁 30g，黄柏 10g，牛膝 15g，丹参 15g，鸡血藤 30g，土茯苓 30g，两面针 15g。

若兼有风热外邪者，加柴胡、黄芩、防风、独活等；若湿热留恋不去，兼有肾亏者，可用七味苍柏散；若疼痛明显，加延胡索、乳香；若热象明显，加忍冬藤、蒲公英。

【针灸选穴及操作方法】

局部取穴：肾俞、大肠俞、腰阳关、委中。

远端配穴：后溪、昆仑。

在基础穴上加用阴陵泉、三阴交、曲池，清热利湿、通经活络。若委中部位可见青筋明显，则可行刺络放血以泻热逐湿。

手法采用泻法，留针 30 分钟。注重疏通经络、祛除湿热，同时根据病情需要可结合拔罐以增强疗效。

（三）肾虚腰痛证

【症状】腰酸痛，喜揉喜按或槌打，伴腰膝乏力，屈伸不利，烦劳加剧，夜尿多。偏阳虚者畏寒肢冷，腰部冰冷，小腹拘急，面色白光白，舌质淡，脉沉细。偏阴虚者，口燥咽干，心烦不寐，面色红赤，五心烦热，舌红少津，脉细数。

【治法】偏肾阳虚者，宜补肾壮阳；偏肾阴虚者，宜滋阴补肾。

【方药】

（1）偏于阴虚者用左归丸

熟地黄 12g，山药 24g，山茱萸 12g，枸杞子 12g，菟丝子 12g，鹿角胶 10g，牛膝 6g，龟甲胶 15g。

若阴虚生内热，表现五心烦热、舌红、脉弦细数者，可加炙鳖甲（炙）、知母、黄柏、牡丹皮；心肾不交，失眠、多梦、健忘者，加阿胶、鸡子黄、酸枣仁、柏子仁；若子盗母气，肺肾阴虚，加沙参、麦冬、玉竹；若水不涵木，肝阳上亢者，可加清肝、平肝、镇肝之品。

（2）偏于阳虚者用右归丸

熟地黄 12g，山药 24g，山茱萸 12g，枸杞子 12g，菟丝子 12g，肉桂 5g，熟附子 9g，鹿角胶 10g，当归 12g，杜仲 15g。

本方中附子、肉桂刚燥，不宜久服，可改用巴戟天、淫羊藿；若遗精频频，可加芡实、桑螵蛸、覆盆子。

【针灸选穴及操作方法】

局部取穴：肾俞、大肠俞、腰阳关、委中。

远端配穴：后溪、昆仑。

可根据具体情况选用太溪、复溜、悬钟（髓会），益肾填精、强腰固本。肾阳虚者可加用关元、气海，温补肾阳；肾阴虚者则配三阴交、照海，滋阴补肾。

手法以补法为主，必要时可配合隔姜灸肾俞，以温通经络、激发肾气。

（四）瘀血腰痛证

【症状】腰痛如椎如刺，痛处固定不移，拒按，弯腰或转侧加剧，多有扭挫或跌仆病史。舌质紫暗或有瘀斑，脉弦涩。

【治法】活血化瘀，理气止痛。

【方药】身痛逐瘀汤加减。

秦艽 15g，羌活 15g，桃仁 10g，红花 10g，没药 10g，五灵脂 10g，当归 10g，牛膝 15g，地龙 10g，川芎 10g，香附 10g，炙甘草 5g。

若兼肾虚，可加杜仲、川续断、桑寄生；腰痛引胁可加柴胡、郁金；瘀血明显，夜间腰痛加重者，可加虫类、藤络之品。

【针灸选穴及操作方法】

局部取穴：肾俞、大肠俞、腰阳关、委中。

远端配穴：后溪、昆仑。

在基础穴上加用膈俞（血会）、血海、阿是穴，以活血化瘀、通经止痛。

手法采用平补平泻，结合电针疏密波刺激，以增强血液循环，改善局部组织代谢，缓解疼痛症状。

四、医案解要

（一）薛爱国医案

黄某某，男，64 岁，2021 年 9 月 29 日初诊。

【病史】因“腰痛伴右下肢麻木疼痛 1 月”就诊，患者于 1 个月的劳作后感觉腰痛伴右下肢麻木疼痛，右足底麻木，下肢乏力，晨起走路时间长引起髋部放射性疼痛，晨起腰部无僵硬，腰前屈、后仰、转身活动受限，屈髋屈膝或卧床休息后症状可缓解。2021 年 9 月 1 日至东莞市人民医院检查 MRI：$L_{1/2}$-L_5/S_1 椎间盘变性，膨出；$L_{4/5}$ 椎间盘并向后偏右侧突出；$L_{4/5}$、L_5/S_1 右侧神经根受压。自行服用消炎止痛药物未见缓解。既往长期久坐矮凳，少运动，且有腰椎骨折史。体格检查：右直腿抬高试验（+）、右梨状肌紧张试验（+），右侧腰骶叩击痛、触痛，右臀部肌肉紧张，小腿内侧肌肉紧张，右足背伸，右踝外旋，右膝跳反射（-），深蹲时足跟不能贴地。

【刻下症】腰痛伴右下肢麻木疼痛，右足底麻木，下肢乏力，腰前屈、后仰活动受限，无头晕头痛，食欲正常，睡眠正常，体重无明显变化，二便调。舌淡暗，苔黄腻，脉弦。

【诊断】

西医诊断：腰椎间盘突出伴神经根痛。

中医诊断：腰痛。

证候诊断：气滞血瘀。

【治法】活血化瘀，通络止痛。

【治疗方案】

（1）中药

方药：身痛逐瘀汤加减。

秦艽 10g，川芎 5g，桃仁 10g，红花 5g，甘草 5g，羌活 10g，醋没药 10g，醋香附 10g，川牛膝 10g，地龙 15g，当归 5g。

（2）针刺

取穴：第 3 腰椎横突点、秩边、环跳、带脉、髀关、阳陵泉、合阳、承山。循经加减配穴。

操作：首先在触诊和选点上，根据针刺部位患者取舒适体位，根据肌肉丰厚程度选择 0.30mm × 50mm 或 0.30mm × 60mm 针灸针。在穴位及筋结点周围用拇指指腹平行于肌纤维走向，按压肌束寻找存在僵硬条索或结节的明显压痛点。然后在选点和进针上，于第 3 腰椎横突点针尖直刺 40~50mm；于秩边、环跳直刺 40~50mm，针提出至皮下，换方向反复施行；于带脉针尖向腹外斜刺 30~40mm，押手拇食指捏起侧腹部肌肉；于髀关、阳陵泉向小腿方向斜刺 30~40mm；于合阳向小腿方向斜刺 30~40mm，针提出至皮下，换方向反复施行；于承山直刺 40~50mm，针提出至皮下，换方向反复施行。最后在行针和退针上，医生运用大幅度提插 6~8 次，以患者产生明显的“酸麻胀痛”的得气效应为宜，医生押手能感知患者的局部肌肉的抽动，出现“扎跳”反应，待针下的紧涩阻滞感转为松弛缓和感，说明结筋病灶点已解除，已消除局部“分间不明”状态，快速出针，用棉签紧闭针孔。

（3）易罐疗法

患者取仰卧位或俯卧位，分别在患侧下肢的臀中肌、股四头肌、腘绳肌、小腿前后肌群的皮肤上吸上 8~10 个直径 6.8cm 的易罐，留罐 15 分钟；留罐同时指导患行坐位膝关节屈伸，伸膝位踝跖屈背伸，伸膝位髋屈髋伸、内收、外展的主动运动拉伸，运动速度缓慢，关节活动度在可耐受范围内尽可能大，每个动作至最大幅度时，施予部分阻力以激活肌肉，并停留 5 秒，总运动时间约 15 分钟。

【随诊过程】治疗频率为 2 次 / 周，4 周为一疗程。患者诉初次治疗当天右下肢麻木疼痛较前改善；1 个疗程后，患者诉右下肢及足底麻木症状基本消除，偶有腰酸膝软，考虑病程渐久，肾阳不足，中药加杜仲 15g、补骨脂 12g、巴戟天 9g。增予命门、腰阳关灸法，温补肾阳；2 个疗程后腰部及右下肢疼痛症状基本消失，无下肢乏力感。2021 年 11 月随访，诉近 1 个月内无明显腰痛及右下肢麻木现象。

【按】本案患者腰痛伴右下肢麻木疼痛，右足底麻木，腰前屈、后仰活动时疼痛明显，舌淡暗，苔黄腻，脉弦。考虑瘀血腰痛，治以活血化瘀，通络止痛，以身痛逐瘀汤为基础方，后因病程渐久，腰酸膝软，考虑肾阳不足，中药增加杜仲、补骨脂、巴戟天以温补肾阳。腰椎间盘突出症的病理机制为椎间盘的纤维环破裂，髓核组织从破裂之处突出（或脱出）于后方或椎管内，导致相邻脊神经根遭受刺激或压迫，躯干症状的异常表现为腰部疼痛，晨起腰部僵硬，做俯身、后仰、转身等动作时活动受限，下肢症状异常表现为下肢后外侧部针刺样或放射样疼痛，伴麻木、乏力，上述症状符合“少阳枢机不利，难以转侧，循经所过诸节皆痛”的特点。运用针刺经筋部取筋痹，通过刺激筋痹上的筋结以达活血通络、调养经筋之目的，体现了“在筋守筋”的原则，可滑利关节、舒缓经筋的紧张拘急。易罐是硅胶材料制成，不易摔破，吸附性强，可随意变形，改良了传统火罐的不足之处，有轻便、使用安全、易携带及保存的优点，易罐在治疗腰椎间盘突出症中最重要的作用是牵拉筋膜，整体调整下肢肌筋膜张力，疏通足少阳、足太阳经筋，气血充盈，阴阳平衡，通过表皮的神经传导入里，减少疼痛相关因子的释放，从而“通则不痛”“荣则不痛”，缓解疼痛。

（二）符文彬医案

利某，女，30 岁，2020 年 6 月 23 日初诊。

【病史】患者主诉腰痛伴左下肢痹痛 4 个月，加重 2 个月。患者 4 个月前出现腰部冷痛如裹，弯腰时明显，伴左大腿根部、左小腿酸麻。2 个月前 MR 检查提示：L_4~L_5 椎间盘突出（后正中型），L_5~S_1 椎间盘突出（左后外侧型），相应椎间水平左侧神经根受压，局部椎管前后径狭窄。行针灸治疗后症状有好转。近 2 个月症状加重。平时常久坐不动。

【刻下症】患者腰部冷痛如裹，伴左下肢痹痛，走路时加重，纳眠可，二便调。舌淡暗苔白腻，脉沉紧。

【诊断】

西医诊断：腰椎间盘突出症。

中医诊断：腰痹。

证候诊断：寒湿腰痛兼血瘀。

【治法】温阳散寒，祛湿化瘀通络。

【治疗方案】

（1）中药

方药：肾着汤合身痛逐瘀汤加减。

干姜 10g，茯苓 20g，白术 15g，桃仁 10g，红花 10g，川芎 15g，桂枝 10g，威灵仙 12g。

（2）针刺

取穴：腰三针（肾俞、大肠俞、委中）、百会、水沟、水分、阴交、大横、太冲、三阴交、内关。

操作：根据针刺部位患者取舒适体位，选择 0.30mm × 50mm 或 0.30mm × 40mm 针灸针。于腰三针穴位，快速刺至皮下，行小幅度提插捻转以调卫气，再深刺至肌肉层，行强刺激以疏通局部气血；于百会向前平刺 0.5~0.8 寸，采用“小幅度频率”捻转（200 转 /min），持续 1 分钟，以头皮胀麻为度；于水沟向上斜刺 0.3~0.5 寸，行雀啄手法（快速提插），以患者流泪或局部强烈酸胀为效；于水分、阴交、大横、三阴交、太冲、内关直刺 0.8~1.2 寸，平补平泻，留针 30 分钟。

（3）精灸

取穴：风府、四花、引气归元、腰四穴、腰三针、命门、悬钟、涌泉。

操作：将陈年精艾绒做成直径 2mm、高 3mm 大小的圆锥形艾炷，用棉签沾取少量万花油标记穴位后，将艾炷置于腧穴上用线香点燃，以皮肤潮红、患者耐受为度。每穴施灸 2 壮。

（4）巩固疗法

刺络放血：取心俞、委中两穴。

埋针：厥阴俞、肝俞（双）。

耳针：心、腰椎交替。

【随诊过程】治疗频率为 3 次 / 周，患者诉首次治疗后，腰痛及左下肢疼痛减半，6 次治疗后，已无明显腰痛，稍有左下肢痹痛，仍有腰冷不适，中药加附子 10g（先煎），艾灸腰阳关、命门，每次 20 分钟，驱散湿寒、振奋阳气，增强温通之力；守方继续治疗 6 次症状消失。1 个月后随访，病无复发。

【按】符文彬教授认为腰痛的主要病机为经脉痹阻、腰府失养，可因风寒湿热等外邪侵袭导致经脉痹阻；跌仆损伤引发气滞血瘀、经络不通；或年老肾虚致使腰府失养而“不荣则痛”。在治疗腰部相关疾病时应兼顾膝关节病变，反之亦然。腰膝同治基于“腰膝疾病理不分”“腰膝之痹论相近”的理论基础。腰病与督脉、膀胱经、肾经及脾胃、肝胆经密切相关，督脉行于身后正中，膀胱经“挟脊抵腰”，肾经“贯脊属肾”，厥阴、少阳之脉均可致腰痛；膝病则涉及肝胆、胃脾、膀胱、肾经及督脉，足三阴与足三阳经循行均过膝部，督脉主一身之阳，其病亦可致膝关节疼痛。腰膝疾病相互关联，同治可实现治病求本、标本兼顾，临床意义重大。中医古籍记载，取穴常有“腰病取下肢穴”“膝病取腰部穴”的特点。本案主要病机为寒湿之邪侵袭，致经脉不通。治疗以散寒除湿、温经通络为主，并化瘀止痛。初拟肾着汤合身痛逐瘀汤加减，后因寒邪顽固，增附子以增强温通之力。符教授博采众长，倡导“一针二灸三巩固”的整合针灸疗法。速刺腰三针疏通局部经气止痛，内关、太冲疏肝行气、活血止痛，三阴交调补肝脾肾；配合百会、水沟通督调神止痛，水分、阴交、大横健脾利湿止痛。《肘后歌》记载“头面之疾针至阴，腿脚有疾风府寻”，精灸风府通调督脉止腰腿痛，四花穴调气和血、调整阴阳，引气归元助气血下行，腰四穴、腰三针、命门、悬钟温肾健脾、通络强腰，涌泉引火下行。“诸痛痒疮，皆属于心”，心俞、委中刺络活血通络、利膀胱止痛，辅以埋针、耳针巩固疗效。此法整体调理，标本兼治，体现了中医辨证施治的精髓。

名家验方

1.“一针二灸三巩固”的整合针灸疗法（符文彬）

（1）针刺

局部取穴：以“腰三针”（肾俞、大肠俞、委中）为主，疏通腰部经气，缓解疼痛。

远端配穴：常用四关穴（合谷、太冲）、三阴交、太溪等，调和气血阴阳，兼顾整体。

督脉调神：选用百会、水沟、风府等督脉穴位，调节神经系统功能，改善疼痛感知。

（2）精灸

符教授重视灸法的温通作用，常采用麦粒灸或精灸（小艾炷直接灸），选穴以腰四穴（肾俞、大肠俞等）、命门、涌泉为主，温补肾阳、通络止痛。此外，灸风府、悬钟等穴可增强通督强腰之效。

（3）巩固疗法

刺络放血：针对血瘀证，刺络心俞、委中等穴，活血化瘀。

埋针与耳针：埋针肝俞、厥阴俞以持续刺激，耳针取腰椎、神门等巩固疗效。

腹针与皮内针：腹针“引气归元”处方（中脘、下脘、气海、关元）调理脾胃，皮内针延长穴位刺激时间。

按：“一针二灸三巩固”的整合针灸治疗模式不是简单地将针刺、艾灸、皮内针、耳针或者刺络技术手段相结合，而是在辨证的基础上根据疾病的不同时期不同表现，以及疾病的轻重缓急来选择合适的治疗方法加以整合。在腰痛的治疗中，符文彬教授首先进行疼痛的程度评分，若为轻度疼痛，则采用单纯针灸治疗；若为中度疼痛，则采用一针二灸三巩固整合针灸治疗；若为重度疼痛则采用针灸技术整合治疗或针药并用来治疗。在该模式指导下，确立了治病先治神的治疗原则，临证中符文彬教授常选取百会、印堂来针刺之，不仅能镇静安神，还能防止因精神紧张而影响治疗效果，达到如《素问·上古天真论》所云“恬淡虚无，真气从之，精神内守，病安从来”的状态，符合中医“未病先防”的治未病思想。“一针二灸三巩固”运用时一般先针刺，然后根据疾病的特点选取相应的穴位进行精灸治疗，精灸可以扶助正气，补益气血来达到“既病防变”的作用。最后，以皮内针埋针或者耳针对疾病进行巩固治疗，体现了中医治未病中“瘥后防复”的思想。整合针灸治疗模式的构建是针灸临床发展的迫切要求，也是精准医学在中医领域中的具体实践，为针灸临床提供了新的发展方向，对针灸的传承与发展具有深远的影响。

2.“治痛主取少阳”针刺疗法（薛爱国）

（1）穴位

主穴：带脉、居髎、环跳。

配穴：风池、肩井、秩边、髀关、阳陵泉、合阳、承山、筋结点。

（2）操作

薛教授在经筋理论"以痛为腧"的基础上，沿经筋循行位置循按感受到的气机不畅处，取"足少阳经筋穴"为主，在此处沿经筋走行向上、向下行针刺法可舒筋通络，使气至而有效。具体在带脉、居髎、环跳等穴位及筋结点周围用拇指指腹平行于肌纤维走向，按压肌束寻找存在僵硬条索或结节的明显压痛点。刺手运用大幅度提插6~8次，使患者产生明显的"酸麻胀痛"的得气效应，押手能感知患者的局部肌肉的抽动，出现"扎跳"反应，待针下的紧涩阻滞感转为松弛缓和感，说明结筋病灶点已解除，已消除局部"分间不明"状态，快速出针用棉签紧闭针孔。

按：活用经络辨证，运用经络学说，区分疾病的反应经脉和治疗经脉，辨经取穴。治疗痛证时，"少阳为枢"首见于《素问·阴阳离合论》"是故三阳之离合也，太阳为开，阳明为阖，少阳为枢"。少阳经包括手少阳三焦系统和足少阳胆系统，循于人体头身侧面，如同掌管门户开合的转轴。根据《素问》"少阳为枢"理论，薛爱国提出：筋骨病疼痛与少阳枢机不利密切相关，病位主要在足少阳胆经、手少阳三焦经，病机在于少阳经病变，经脉所过枢机不利、开阖失司，经筋循行所过筋肉、关节等出现疼痛或运动障碍，经筋的牵掣、阵挛、疼痛、强直和驰纵等症状。选择用毫针恢刺足少阳经的风池、肩井、带脉、环跳、阳陵泉穴位，以打通颈、肩、髋、膝等全身关节运转之枢纽，以期达到"筋骨并重，筋柔骨正"的相对平衡状态，阴阳失衡则痛生，阴阳平衡则痛止。恢刺首见于《灵枢·官针》："恢刺者，直刺傍之，举之前后，恢筋急，以治筋痹也。"恢刺作为《灵枢》所记录的十二刺法之一，是一种多向透刺法，可滑利关节、舒缓经筋的紧张拘急。《灵枢·官针》曰："恢刺者，刺筋滂，时提针，或向前，或向后以恢筋急。"表明运用恢刺经筋部取筋痹，通过刺激筋痹上的筋结，以达活血通络、调养经筋之目的，体现了"在筋守筋"的原则。《灵枢·官针》中交代"病痹气痛而不去者，取以毫针"，选择毫针作为治疗筋痹的首选针具，以调气开郁蠲痹，是《灵枢》所记载的"解结"之法的重要组成部分之一，隶属于"调形针法"范畴。

特色疗法

岭南地区气候湿热，湿邪易侵袭人体，加之现代生活中空调与风扇的广泛使用，“人造风寒”问题尤为突出。在此特殊地理与人文背景下，岭南名医融合传统中医理论与地方特色，发展出一系列针对腰痛的特色疗法。岭南腰痛治疗以祛风除湿、健脾益肾为核心原则。湿热环境易损伤脾胃，致脾虚湿盛，影响气血运行。因此，治疗常配合健脾化湿之药物与方法。

1. 督脉灸疗法

督脉灸是一种基于中医经络理论的特色疗法，通过对督脉及相关穴位的温热刺激，达到扶正祛邪、温阳散寒的效果。督脉作为人体重要的一条阳脉，贯穿脊柱中线，连接全身阳经，主一身之阳气。督脉灸通过温热作用，促进督脉气血流通，激发脏腑功能，尤其适用于寒湿型腰痛及肾虚型腰痛的治疗。督脉灸的操作过程严谨细致，通常选取大椎至腰俞段的督脉为施灸区域，辅以阿是穴及其他相关穴位。治疗前需清洁患者背部皮肤，然后将特制的姜泥或药物粉末均匀涂抹于督脉沿线，覆盖一层纱布以保护皮肤。之后，将艾绒置于纱布之上点燃，待患者感到温热但不灼痛时，继续施灸。每次艾绒燃尽后更换新艾绒，一般灸 3~5 次，全程治疗时间约为 50 分钟。督脉灸的治疗机制主要体现在三个方面：一是温通经络，改善督脉及周围组织的血液循环，缓解因寒湿阻滞引起的腰部僵硬和疼痛；二是补益肾气，通过刺激督脉上的命门、肾俞等穴位，增强肾脏功能，减轻因肾虚导致的腰膝酸软症状；三是调节免疫功能，督脉灸能够激发机体自我修复能力，提升抗病能力。

2. 火龙罐疗法

火龙罐疗法是一种将传统中医罐疗与现代技术相结合的综合治疗手段，在腰痛康复中展现出独特优势。通过温热效应与压力作用，该疗法可有效改善局部血液循环、缓解肌肉紧张并促进组织修复，尤其适用于慢性腰痛及后遗症期的康复治疗。其核心工具“火龙罐”为一种特殊设计的陶瓷罐，融合了艾灸、推拿与刮痧等多种中医技法。治疗时，罐内燃烧艾绒或其他药草，产生温热刺激，结合罐体滚动按摩，对腰部经络和穴位进行针对性刺激。常用穴位包括肾俞、大肠俞、委中及命门等，这些穴位分布于督脉与膀胱经上，通过调节气血运行，可显著缓解筋膜粘连。在实际操作中，治疗通常从疏通腰部两侧经络开始，逐步向痛点推进。操作者以小鱼际接触皮肤后落罐，采用正旋手法从下至上运罐，并根据需要灵活运用点揉、旋转与闪点等手法。例如，针对腰椎间盘突出引发的放射性疼痛，可在委中、承山等穴位实施回旋温灸；而对于寒湿侵袭引起的腰部僵硬，则着重刺激肾俞、大肠俞等部位。每次治疗时间约为20分钟，每日1次，7天为一疗程。此疗法以其综合性与针对性，为腰痛患者提供了有效的康复途径。

3. 雷火灸疗法

雷火灸疗法是一种融合艾灸与中药的传统外治方法，在腰痛治疗中展现出显著疗效。其艾条由艾绒、青蒿、苍耳子、木香、防风等多种中药材配制而成，燃烧时产生的热力与药效可深层渗透组织，实现温经散寒、活血化瘀的作用。操作上，雷火灸相对简便但需严格规范。点燃艾条后，保持与皮肤2~3cm距离，采用横向、纵向或回旋手法施灸。常用穴位包括肾俞、命门、腰阳关和秩边等，每穴施灸8~10分钟。疗程通常分为两个阶段：第一阶段为5天，第二阶段依据病情进展再持续5天。分阶段治疗有助于精准评估疗效并适时调整治疗方案。雷火灸的优势在于其强大的火力与药力渗透能力，对改善腰部血液循环及缓解神经压迫效果显著。尤其针对因寒湿侵袭引发的顽固性腰痛，该疗法可通过驱散风寒湿邪，激活经络功能，达到标本兼治的目的。

五、预防调摄

腰痛防治需要贯彻“三分治七分养”的中医理念，通过系统的饮食调养、起居管理、导引锻炼形成多维防护体系。

1. 中医饮食调养方案

（1）寒湿型腰痛：以温寒祛湿为主，推荐薏苡仁生姜鲤鱼汤、桂枝茯苓茶。

（2）湿热型腰痛：宜清热利湿，建议粉葛鲮鱼汤、田基黄溪黄草茶。

（3）肾虚型腰痛：若为肾阳虚，宜补肾壮阳，可选杜仲巴戟羊肉汤、核桃芡实粥；若为肾阴虚，宜滋阴补肾，推荐桑寄生枸杞甲鱼汤、黑芝麻糊。

（4）瘀血型腰痛：宜活血化瘀，推荐当归田七乌鸡汤、桃仁红花粥。

2. 中医自我保健体系

【日常起居调摄】

（1）姿势管理：坐姿保持“三个直角”（髋、膝、踝各 90°），站姿避免单侧负重，睡姿注意支撑腰椎曲度。

（2）环境防护：避免潮湿寒冷环境，冬季重点保暖命门、肾俞区域。

【导引养生法】

（1）传统功法：八段锦、五禽戏、太极拳中强化腰背部动作。

（2）简易锻炼：飞燕式、拱桥式、旋腰运髋等动作每日练习。

【穴位保健法】

（1）按摩要穴：肾俞穴、委中穴、命门穴。

（2）经络拍打：沿膀胱经和胆经方向拍打。

【外治疗法】

（1）中药热敷：艾叶、花椒、透骨草、粗盐炒热敷腰部。

（2）药浴疗法：独活、杜仲、牛膝、威灵仙煎煮后浸浴。

3. 情志调摄与作息管理

（1）情志养生：练习“吹”字诀，聆听角调式音乐，参与静心活动。

（2）睡眠调养：亥时前卧床，配合涌泉穴按摩；子午觉不超过 30 分钟。

4. 特殊人群调护

（1）孕妇腰痛：佩戴托腹带，练习猫牛式瑜伽，食疗方如桑寄生菟丝子红枣水。

（2）老年腰痛：补充钙剂，练习扶墙摆腰功，食疗方如骨碎补牛大力煲猪尾骨。

（3）办公族防护：每 50 分钟做椅上脊柱操，使用站立式办公桌，午休练习贴墙功。

5. 调养禁忌与误区

（1）常见误区：急性期过度推拿、盲目牵引、长期依赖护腰。

（2）调养禁忌：腰椎结核患者禁用热敷，严重骨质疏松者忌用重手法，急性外伤后 24 小时内不宜艾灸。

第五章　中风

一、概　　述

中风，亦称“卒中”，其最早记载于《黄帝内经》，被称为“风中”或“风卒”。中风主要由外邪入侵、气血失调、脏腑功能紊乱等因素引起，常因风、火、痰、瘀等病理因素交织作用，导致脑部功能急性障碍。中风的症状包括偏瘫、语言障碍、意识丧失等，可分为中枢性中风和外周性中风。中医将中风分为风痰、风火、血瘀等不同类型，病因复杂多样。肝肾不足、气血亏虚、外感风邪等均可导致气血运行不畅，脑髓失养，从而诱发中风。此外，年龄较大、体质虚弱的人群尤为易感。本章节主要探讨中风的中医病因、机制及治疗方法，强调辨证施治，调理气血，疏通经络，恢复脏腑功能，以达到防治效果。

西医上讲，中风是指因脑血管破裂或阻塞引起的一系列突发性病症。根据中医的理论，中风具有多重病因，涉及外界邪气侵袭、内在气血失调、情志过极、饮食不节等因素。这些因素相互作用，最终导致气血逆乱、风阳上扰、痰湿阻滞，从而引发脑部血液循环障碍。以下将从内外因、病机机制及中医古籍的理论支持进行详细分析，进一步阐述中风的发生机制与防治策略。

二、病因病机

1. 内伤积损

内伤积损被认为是中风的根本原因之一，尤见于老年人群。随着年龄的增长，人体的正气逐渐衰退，脏腑气血虚弱，脏腑功能失调，气血运行不畅，易导致中风的发生。中医理论认为，内伤积损多由长期病痛、过度劳累、精神压力过大、饮食不节等因素引起，逐渐消耗脏腑的气血，导致血脉瘀滞和经络不通，最终诱发中风。

《黄帝内经》早有记载：“年老体衰，脏腑气血不足，脉络失调，气血逆乱则为中风。”这段话明确指出，随着年龄的增长，脏腑气血逐渐不足，脉络失调，气血运行不畅，极易导致中风。此言反映了内伤积损在老年人群体中尤为突出的现象。李东垣在《医学发明·中风有三》中指出："凡人年逾四旬，多有此疾。"这句话揭示了中风的发病与年龄密切相关，年纪越大，气血渐虚，脏腑功能衰退，气血流通受阻，易引发中风。此外，张介宾在《景岳全书·非风》中也认为，年老体虚、脏腑积损是中风的重要内因，提示中风的发生不仅与外邪风寒入侵有关，更与内因积损密切相关。

脏腑功能衰退，尤其是肝、脾、肾的虚弱，使得气血生化失调，血液供应不足，容易造成血脉瘀滞和气滞血瘀。脉络不通，气血逆乱，风火内动，最终导致脑血管的堵塞或破裂，从而引发中风。此外，肝肾虚弱也可能导致风邪内生，风火交加，诱发中风。

在临床诊治中，内伤积损引发的中风患者常见症状包括面色苍白、乏力、神志模糊、肢体麻木、语言不清等，脉象通常为虚弱细弱，舌质淡白或有齿痕，这些均提示气血虚弱，继而血脉不畅，治疗应以养气补血、调和脏腑、活血化瘀为主。可以有效改善患者的气血运行，恢复脏腑功能，从而降低中风的发生风险，提高患者的生活质量。

2. 情志过极

情志的过极，特别是情绪波动剧烈、暴怒、抑郁、焦虑等负面情绪的积聚，常常导致气机郁结，进而引发气血逆乱，诱发中风。在中医理论中，情志的变化对人体的气血运行有着深远的影响，尤其是情志过度时，容易影响肝脏的疏泄功能，导致气血不畅，从而引发中风。《黄帝内经》早就指出，情志过度对健康的危害，特别是情绪激烈波动时，容易扰乱气血，甚至引起风火内动，导致中风。

《素问·生气通天论》中提到："大怒则形气绝，而血菀于上，使人薄厥。"这段话揭示了情志过度，特别是暴怒，如何引发气血逆乱，导致血脉不畅，最终引发中风的机制。当情绪波动过大时，尤其是暴怒或长期抑郁焦虑时，肝气容易郁结，肝火上升，内风动越，进一步引起脑部血脉的瘀滞，从而诱发中风。中医认为，肝主疏泄，肝气不畅会导致气机郁结，久而久之，郁结之气化为火，火旺则动风，风火交织，最终形成风中风的症状，表现为脑血管的急性堵塞和瘀血的形成。

《金匮要略》中也强调，情志抑郁、怒伤肝脏，容易导致气血运行不畅，特别是在中年和老年人群体中，情绪波动较大，情志的过激容易引起肝气郁结，气滞化火，内风动越，进而引发中风。因此，情志的过度波动，尤其是长期的暴怒、抑郁和焦虑，已经成为引发中风的一个重要因素。

暴怒引发的中风患者，常见症状为突发性头痛、面红目赤、胸闷气短、心悸，舌质红苔黄，脉象弦数，均表明体内风火亢盛，气血逆乱。治疗时，应以疏肝解郁、清热平肝、活血化瘀为主，常用方剂如“柴胡疏肝散”和“龙胆泻肝汤”加减，旨在舒解肝气、清除内火、调和气血，达到理气解郁、清热泻火、行气活血的效果。此外，还可以结合情志调养，帮助患者调节情绪，避免暴怒、焦虑等负面情绪的积累，防止中风的发生。

3. 饮食不节

饮食不节，尤其是过度食用肥甘厚味、油腻食物和酒类，常常伤及脾胃，导致化湿生痰，痰湿内生，从而阻碍气血流通，最终可能引发中风。在中医理论中，脾胃被视为“后天之本”，是气血生化的根源。脾胃虚弱常常导致水湿内生，湿气积滞可转化为痰，进而阻滞经脉，妨碍气血的正常运行。《素问·通评虚实论》中提到“膏粱之疾也”，这句话直指过度食用肥甘厚味、油腻食物所带来的脾胃虚弱，湿气积滞的病理变化，最终可能导致中风的发生。

现代医学研究表明，长期高脂肪、高糖的饮食习惯容易引起高血脂和高血糖，进而增加中风的风险。这与中医理论中湿气痰热内生、气血不畅的病机密切契合。湿气滞留在体内，长此以往会转化为痰湿，滞留在脏腑和经脉之间，导致气血不畅，最终引发中风。特别是在肥胖、面色潮红、舌苔厚腻、脉滑而数的患者中，饮食不节的因素尤为突出。

张山雷在《中风斠诠》中指出：“肥甘太过，酿痰蕴湿，积热生风，致为暴仆偏枯。”这句话进一步强调了过度食用肥甘厚味、油腻食物及酒类所导致的脾胃虚弱，痰湿内生，气血不畅，从而引发中风的病理过程。中医认为，脾胃虚弱不仅导致水湿内生，还能导致“痰湿阻滞经络，气血不畅”，最终形成风、火、痰、瘀等病理因素的相互作用，诱发中风。

治疗饮食不节所导致的中风，首先要从健脾化湿、化痰清热入手。常用的方剂如“二陈汤”加减，具有化痰湿、行气血、清热除湿的作用，能够有效疏通气血，化解体内的痰湿。药物方面，可以结合如陈皮、半夏、茯苓、甘草等调理脾胃、化湿祛痰，同时加强对脾胃功能的养护，防止湿气积滞。此外，在治疗过程中，还需注意调整饮食，避免过度食用油腻、辛辣、甜腻的食物，保持饮食清淡，增强脾胃的运化能力，从根本上预防中风的发生。

4. 体态肥盛

体态肥盛，尤其是肥胖，被视为中风的重要诱因之一。在中医理论中，肥胖通常与脾胃功能失调、痰湿积聚、气虚血瘀等病理变化密切相关。沈金鳌在《杂病源流犀烛》中指出："肥人多中风……人肥则腠理致密而多郁滞，气血难以通利，故多卒中也。"这一观点强调了肥胖与气血运行不畅之间的密切联系。肥胖者体内脂肪的过度积累，不仅影响脾胃的运化功能，还导致痰湿内生，气血运行受阻，脉络不通，从而增加中风的风险。

从中医角度分析，肥胖所引发的气滞血瘀，常常伴随脾虚湿盛、痰湿积聚等表现。这些体质特点使得气血难以顺畅运行，形成血脉瘀滞或风阳上扰的局面，最终可引发中风。《黄帝内经》指出："脾为后天之本，气血生化之源。"而脾虚湿盛则意味着身体无法有效地运化水湿，导致体内痰湿积聚，进一步影响气血的正常流通，形成中风的温床。

此外，肥胖往往会伴随血脂、血糖升高和动脉硬化等现代医学问题，这些问题在中医理论中与痰湿、血瘀密切相关，使中风的发生概率加大。中风的先兆表现为头晕、肢体麻木、舌质红或淡、舌苔厚腻、脉象滑缓。

治疗上，应着重调理脾胃、化痰祛湿、活血化瘀、益气健脾。常用的方剂如"参苓白术散"可加减使用，旨在健脾化湿、益气活血，调理气血，使气血重新流畅，从而降低中风的发生风险。此外，中医还注重调整生活方式，强调适度运动、合理饮食，进而达到预防和治疗的双重效果。

三、辨证论治

中风的治疗原则应立足于肝脾肾虚为本，风、火、痰、瘀为标，结合临床表现的不同阶段进行辨证施治。治疗时，发作期多为实证，表现为风火痰瘀等实邪内阻，治疗上以清热祛风、化痰通络为主；缓解期则多为虚证，虚弱的脏腑功能导致气血不足、阴阳失调，应以补益肝肾、调和脾胃、扶正祛邪为主。总的来说，治疗重点在于补虚泻实、扶正驱邪、调整阴阳，促进气血的平衡，恢复脏腑功能。治疗时，需根据病情的变化及时调整方药，既要关注虚证的养护，也要注意实证的清解，从而达到防止复发、促进康复的效果。

（一）中经络

1. 风阳上扰证

【症状】半身不遂，肌肤不仁，口舌歪斜；言语謇涩，或舌强不语；急躁易怒，头痛，眩晕，面红目赤，口苦咽干；尿赤，便干；舌红少苔或苔黄，脉弦数。

【治法】平肝熄风，清热泻火。

【方药】天麻钩藤饮加减。

天麻 15g，钩藤 12g，生石决明 20g，川牛膝 15g，益母草 15g，黄芩 10g，栀子 10g，杜仲 15g，桑寄生 15g，茯神 20g，首乌藤 12g。

【加减】若头痛较重，减杜仲、桑寄生，加川芎 10g、木贼草 12g、菊花 10g、桑叶 15g；若急躁易怒较重，加牡丹皮 10g、生白芍 12g、珍珠母 6g；若兼便秘不通，减杜仲、桑寄生，加生大黄 10g、玄参 15g。

【针灸选穴及操作方法】

主穴：百会、风池、合谷、太冲。

配穴：若头痛较重，加百会、太阳、风池、行间、肩井；若急躁易怒较重，加内关、神门、太冲、涌泉；若便秘不通，加天枢、合谷、三阴交、太溪；若眩晕严重，加风池、完骨、足三里、太冲。

2. 风痰阻络证

【症状】肌肤不仁，甚则半身不遂，口舌歪斜；言语不利，或謇涩或不语；头晕目眩；舌质暗淡，舌苔白腻，脉弦滑。

【治法】息风化痰，活血通络。

【方药】半夏白术天麻汤加减。

天麻 12g，半夏 10g，橘红 12g，茯苓 20g，甘草 6g，白术 15g，生姜 6g，大枣 3 枚。

【加减】若眩晕较甚且痰多，加胆南星 10g、天竺黄 10g、珍珠粉 3g；若肢体麻木，甚则肢体刺痛，痛处不移，加丹参 15g、桃仁 10g、红花 12g、赤芍 10g；若便干便秘，加大黄 10g、黄芩 10g、栀子 10g。

【针灸选穴及操作方法】

主穴：百会、风池、合谷、内关、神门。

若肢体麻木或刺痛加大椎、肩井、曲池、神阙、腰俞；若头晕目眩，痰多者，加天池、风池、颈椎、百会；若便秘或腹胀明显，加天枢、上巨虚、足三里、气海；

若胸脘痞满，气机不畅，加膻中、内关、心俞、足三里。

3. **痰热腑实证**

【症状】半身不遂，肌肤不仁，口舌歪斜；言语不利，或言语謇涩；头晕目眩，吐痰或痰多，腹胀、便干或便秘；舌质暗红或暗淡，苔黄或黄腻，脉弦滑或兼数。

【治法】清热化痰，通腑泻浊。

【方药】星蒌承气汤加减。

胆南星 12g，全瓜蒌 15g，生大黄 15g，芒硝 10g。

【加减】若痰涎较多，合用竹沥汤，竹沥 15ml、生葛汁 15ml、生姜汁 10ml；若头晕较重，加天麻 12g、钩藤 12g、菊花 10g、珍珠母 6g；若舌质红而烦躁不安，彻夜不眠，加生地黄 15g、麦冬 12g、柏子仁 10g、首乌藤 10g。

【针灸选穴及操作方法】

主穴：百会、风池、合谷、内关、足三里。

若痰多或痰涎阻滞明显，加丰隆、天突、俞府、鱼际；若便秘且伴随腹胀，加天枢、大横、上巨虚、三阴交；若舌红、烦躁不安、失眠，加心俞、神门、三阴交、涌泉；若头晕重，且有旋转感，加风池、天柱、完骨、百会。

4. **气虚血瘀证**

【症状】半身不遂，肌肤不仁，口舌歪斜；言语不利，或謇涩或不语；面色无华，气短乏力；口角流涎，自汗，心悸，便溏；手足或偏身肿胀；舌质暗淡或瘀斑，舌苔薄白或腻，脉沉细、细缓或细弦。

【治法】益气扶正，活血化瘀。

【方药】补阳还五汤加减。

生黄芪 20g，当归尾 15g，赤芍 12g，川芎 12g，桃仁 12g，红花 12g，地龙 10g。

【加减】若心悸、气短、乏力明显，加党参 15g、太子参 15g、红参 6g；若肢体肿胀或麻木、刺痛等血瘀重，加莪术 10g、水蛭 6g、鬼箭羽 10g、鸡血藤 20g；若肢体拘挛，加穿山甲 6g、水蛭 10g、桑枝 15g；若肢体麻木，加木瓜 10g、伸筋草 12g、防己 12g；若上肢偏废者，加桂枝 10g、桑枝 15g；若下肢偏废者，加川断 12g、桑寄生 15g、杜仲 15g、牛膝 12g。

【针灸选穴及操作方法】

主穴：百会、气海、三阴交、合谷。

若气短乏力，气虚明显，加足三里、肾俞、太溪、膻中；若肢体肿胀，血瘀重，加膝眼、髂点、髋部、膀胱俞；若心悸、气短明显，加神门、心俞、合谷、足三里；若上肢偏废或偏麻木，加肩井、曲池、合谷、天宗。

5. 阴虚风动证

【症状】半身不遂，一侧手足沉重麻木，口舌歪斜，舌强语謇；平素头晕头痛，耳鸣目眩，双目干涩，腰酸腿软；急躁易怒，少眠多梦；舌质红绛或暗红，少苔或无苔，脉细弦或细弦数。

【治法】滋养肝肾，潜阳息风。

【方药】镇肝息风汤加减。

生龙骨 20g，生牡蛎 15g，代赭石 12g，白芍 15g，天冬 12g，玄参 15g，龟甲 20g，怀牛膝 12g，川楝子 10g，茵陈 15g，麦芽 12g，甘草 6g。

【加减】若痰盛者，去龟甲，加胆南星 10g、竹沥 15ml；若心中烦热，加入黄芩 12g，生石膏 20g；若心烦失眠，加黄连 6g、莲子心 6g、栀子 12g、首乌藤 12g；若头痛重，加生石决明 15g、珍珠母 6g、夏枯草 12g、川芎 12g；若肢体沉重僵硬，可酌情加通窍活络的药物，如地龙 6g、全蝎 6g、红花 6g。

【针灸选穴及操作方法】

主穴：百会、风池、太冲、肝俞。

若夜间盗汗明显，加大椎、肺俞、神门、太溪；若耳鸣、头晕，伴有脾胃虚弱，加耳尖、涌泉、脾俞、胃俞；若心烦易怒，情志不畅，加内关、心俞、三阴交、神门；若失眠或多梦，加神门、心俞、涌泉、三阴交；若下肢沉重麻木，伴有肢体乏力，加委中、太溪、阳陵泉、承山。

（二）中脏腑

1. 阳闭证

【症状】突然昏仆，不省人事；牙关紧闭，口噤不开，两手握固，大小便闭，肢体强痉，兼有面赤身热，气粗口臭，躁扰不宁；舌苔黄腻，脉弦滑而数。

【治法】清热化痰，开窍醒神。

【方药】羚羊角汤合用安宫牛黄丸。

羚羊角粉 6g，菊花 10g，夏枯草 10g，蝉蜕 5g，柴胡 12g，薄荷 3g（后下），生石决明 12g，龟甲 20g，白芍 15g，生地黄 20g，牡丹皮 12g，大枣 6 枚。

【加减】若痰盛神昏，加至宝丹、清宫汤；若热闭神昏兼有抽搐，加全蝎、蜈蚣,或合用紫雪丹。

【针灸选穴及操作方法】

主穴:百会、风池、合谷、印堂、足三里。

若面赤身热、气粗口臭,加神门、心俞、肺俞;若肢体强痉,牙关紧闭,加曲池、合谷、委中、肾俞;若躁扰不宁,加太冲、神门、内关、三阴交。

2. 阴闭证

【症状】突然昏倒,不省人事;牙关紧闭,口噤不开,两手握固,大小便闭,肢体强痉;面白唇暗,四肢不温,静卧不烦;舌苔白腻,脉沉滑。

【治法】温阳化痰,开窍醒神。

【方药】涤痰汤合用苏合香丸。

制胆南星 6g,制半夏 6g,橘红 10g,枳实 10g,茯苓 12g,石菖蒲 8g,竹茹 6g,人参 10g,甘草 6g,生姜 5g,大枣 6 枚。

【加减】若四肢厥冷,加桂枝温阳散寒、调和气血;若兼风象,痰湿阻滞,加天麻、钩藤平肝息风、祛痰通络;若见戴阳(阳气脱失,面白口唇青紫等),宜急进参附汤、白通加猪胆汁汤鼻饲,或参附注射液静脉滴注。

【针灸选穴及操作方法】

主穴:百会、风池、合谷、涌泉、太溪。

若四肢不温,面白唇暗,加肾俞、命门、关元、气海;若面色苍白,舌苔白腻,加大椎、脾俞、胃俞、三阴交;若伴有抽搐或肢体痉挛,加曲池、合谷、内关、足三里。

3. 脱证

【症状】突然昏仆,不省人事,目合口张,鼻鼾息微,手撒遗尿;汗多不止,四肢冰冷;舌痿,脉微欲绝。

【治法】回阳固脱。

【方药】参附汤。

人参 10g,附子 6g,生姜 5g。

【加减】若汗出不止,加炙黄芪、生龙骨、煅牡蛎、山茱萸、醋五味子,益气固表、止汗回阳。待阳气恢复后,如见面赤足冷、虚烦不安,脉极弱或突然脉大无根,可用地黄饮子。

【针灸选穴及操作方法】

主穴：百会、气海、神门、合谷、足三里。

若面色苍白，四肢冰冷，加关元、命门、脾俞、肾俞；若汗多不止，虚烦不安，加大椎、涌泉、太溪、三阴交；若脉微欲绝，四肢冰冷，加曲池、阳陵泉、三阴交、气海。

四、医案解要

（一）薛爱国医案

李某某，男，60 岁，2022 年 6 月 10 日初诊。

【主诉】言语不清、右侧肢体无力 2 周。

【病史】患者有高血压病史 5 年，血压控制不理想，未规律服药。长期作息不规律，时常熬夜，饮食偏咸，情绪易激动。2 周前晨起突发头晕，右侧肢体无力，伴言语含糊不清，家属紧急送医。头颅 CT 提示左侧大脑基底节区缺血性损伤，确诊为急性脑梗死（左侧），属于中风（缺血性卒中），经住院治疗病情稳定后出院。患者出院后仍表现为右侧肢体偏瘫（硬瘫期），肌张力增高，伴痉挛状态，言语表达仍较费力，步态不稳。

【刻下症】患者右侧上肢屈曲挛缩，难以主动伸展，下肢伸直僵硬，步态呈剪刀步，难以独立行走。言语仍不清晰，口角歪斜，咀嚼及吞咽功能尚存但略显迟缓。肌张力检查：右侧 Ashworth 量表 2 级，腱反射亢进，霍夫曼征（+），巴宾斯基征（+）。舌质红，苔黄腻，脉弦滑数。

【诊断】

西医诊断：左侧脑梗死（左侧基底节区）。

中医诊断：中风。

证候诊断：风痰阻络，气血失和。

【证型分析】患者因长期情绪失调、饮食不节、肝阳偏亢，导致风阳内动，兼痰湿阻络、气血失和，进而脑络痹阻、神机失用，发为卒中。发病后，病机由风痰阻络逐渐向筋脉拘急、肝风内动、肝肾亏虚方向发展。此期表现以偏瘫硬瘫、肌张力增高、筋脉拘急、语言障碍为主，风痰为标，气血虚为本，筋脉拘急则为瘫痪难愈的关键因素。

【治法】疏风解痉，化痰通络，益气养血，调畅肝胆。

【方剂】天麻钩藤饮合复方丹参滴丸加减。

天麻15g，钩藤15g，丹参20g，赤芍12g，川芎10g，白术10g，茯苓12g，黄芪20g，党参20g，石菖蒲12g，陈皮6g，甘草6g，地龙12g，鸡血藤20g，全蝎6g（研末冲服），羌活10g。

煎法：水煎服，每日一剂，分早晚2次服用。

【针灸治疗】

主穴：合谷、风池、百会、肩井、太冲、内关、足三里、丰隆。

配穴：阳陵泉、行间、太冲、丘墟、廉泉、承浆、翳风、大包、极泉、曲池。

针刺法：选取阳陵泉、足三里、风市、曲池进行恢刺（针刺后进行多向透刺），以改善肌肉痉挛、松解筋膜粘连。余穴位采用低频电针（2Hz），留针30分钟。

【二诊】患者症状有所改善，右侧肢体活动有轻微恢复，言语稍清晰，口角歪斜有所缓解。舌质红，苔薄黄，脉滑数。继续服用上述方剂并针刺治疗。

【三诊】患者右侧肢体功能逐渐恢复，言语基本清晰，口角基本正常，精神状态恢复。舌质红润，苔薄，脉滑。继续服用方剂，针灸治疗改为每周1次。

【治疗效果】随访2个月，患者右下肢肌力恢复，右上肢肌力恢复至4级，言语流畅，未再发生类似症状。舌苔正常，脉搏平稳。治疗过程中结合中药调理和针灸疗法，病情显著改善。

【按】本案患者为中风恢复期，恢复期应当重视疏风通络、化痰解痉，同时兼顾益气养血。薛爱国教授通过辨证施治，选用天麻钩藤饮合复方丹参滴丸加减，疏风解痉、化痰通络、益气养血，方药配伍合理，效果显著。针灸的运用帮助疏通经络，平肝息风，尤其对脑部血液循环的促进起到了重要作用。

恢刺法源自《灵枢・官针》，是一种针对"筋痹"（筋肉挛急、关节活动不利）的针刺手法，其核心在于"直刺傍之，举之前后，恢筋急"，即通过多方向、多层次的针刺刺激，松解经筋挛结、恢复肌肉功能。针对中风后硬瘫期（痉挛性瘫痪）和软瘫期（弛缓性瘫痪），恢刺法的治疗机制有所差异，但均围绕"调筋通络、平衡阴阳"展开。

治疗的关键在于辨证施治，尤其在中风早期，应该及时调整治疗方案，以确保早期的康复和防止并发症的发生。结合现代中西医技术，给予患者更加综合的治疗方案，从而提高治愈率和生活质量。患者在治疗过程中，通过持续的中药调理和针灸治疗，症状明显缓解，未再出现复发的情况。这也证明了中医治疗中风，尤其是结合针灸的疗效具有较好的长期效果。

（二）符文彬医案

赵某，男，57岁，2020年12月25日初诊。

【主诉】右侧肢体活动不利伴言语不清6个月。

【病史】患者有高血压、慢性乙肝、高尿酸血症等基础病史，长期情绪易激动。2020年6月12日洗澡时突发意识丧失，外院诊断为“左侧外囊区脑出血”，行血肿清除术后苏醒，遗留右侧偏瘫及语言障碍。2020年8月头颅CT示术区低密度影缩小。平素血压控制欠佳，饮食偏嗜肥甘。

【刻下症】神清，精神亢奋，言语謇涩，右上肢可抬举至肩，右下肢拖步行走伴踝足内翻，右侧肢体肌力3级，Ashworth肌张力1级。舌淡红苔黄腻，脉弦滑。

【诊断】

西医诊断：脑出血后遗症期。

中医诊断：中风——中经络。

证候诊断：肝阳上亢，痰瘀阻络证。

【证型分析】患者素体肝阳偏亢，加之情志失调，致气血逆乱，痰瘀互结上扰清窍，发为中风。术后瘀血未净，痰浊内生，阻滞经络，故见肢体痿废；肝阳化火扰神，故见易怒激动；舌脉为肝风挟痰瘀之象。病机以“窍闭神匿、神不导气”为核心，属本虚标实，标实为主。

【治法】

急则治标：平肝潜阳，化痰通络。

缓则治本：补肾填精，调和气血。

【针灸治疗方案】

主穴

调神开窍组：百会、印堂、水沟、承浆（雀啄泻法）。

平肝潜阳组：风池、行间、太冲（捻转泻法）。

通络纠偏组：肩三针（右上肢）、环跳（右下肢）。

特色疗法

舌针速刺：聚泉、心穴（点刺出血），立通舌窍。

精灸技术：颈百劳、肺俞、肾俞（温通督脉）；引气归元（中脘、下脘、气海、关元）培补元气；涌泉（引火归原）每穴2壮。

刺络泻热：心俞、肝俞三棱针点刺放血，每周1次。

埋针巩固：厥阴俞、阳纲（皮内针留置 24 小时）。

治疗效果

经 5 次治疗后，患者言语表达较前流利，右侧肢体活动改善，情绪较前稍稳定，嘱患者调畅情绪，巩固治疗。

【按】本案体现了符文彬教授“三通三调”学术思想。通督调神：百会、印堂构成“调神轴”，配合水沟雀啄刺法，直接激活边缘叶 - 基底节 - 丘脑环路，改善神机失用。通络调气：采用“经筋刺法”，丘墟透照海化解足内翻，肩三针分层刺激（浅刺斜方肌、深刺三角肌），符合《灵枢·经筋》“以痛为腧”原则。通腑调枢：精灸引气归元（中脘、气海等）调节肠脑轴，研究发现可升高血清 BDNF 水平，促进神经重塑。

符文彬教授此案取穴紧扣督脉 - 髓海 - 经筋理论体系，体现三维调治思路。督脉为阳脉之海，总督髓海神机，取百会、印堂构成调神轴，配合水沟雀啄泻法，直通督脉阳气，醒脑开窍。现代研究证实此法可激活边缘叶 - 基底节环路，改善神机失用，契合《难经》“髓海不足则脑转耳鸣”之论。髓海赖肾精充养，精灸颈百劳、肾俞温补督脉，引气归元穴组培补元气，辅以涌泉引火归原，共奏填精生髓之功，呼应《内经》“肾主骨生髓”理论。

针对足内翻取丘墟透照海，化解足少阳 - 太阳经筋挛急；肩三针分层刺激斜方肌与三角肌，恢复手三阳经筋力学平衡，遵循《灵枢》“治在燔针劫刺，以知为数”原则。舌针速刺聚泉、心穴，松解舌体经筋结聚，促进舌窍灵动。埋针阳纲调节足太阳经筋枢纽，巩固经筋系统协调性。三者共达“疏筋柔节、通利关节”之效，体现形神共调的中风康复精髓。

名家验方

1. 治疗中风验方（程莘农方）

程莘农院士认为，“中风在脑，必用百会”“倡用四关，调理气血”“善用对穴，调整阴阳”“辨证取穴，风火痰瘀虚，重风痰阻络”。

常用处方初起多阳经取穴，阳主动，意在恢复肢体功能。后期治疗取配阴经腧穴，协调阴阳，阴平阳秘，精神乃治。

中风急证昏迷不醒，取人中、内关、极泉、足三里、三阴交，益阴扶阳，醒脑开窍。人中刺法需令患者泪出，极泉刺法至肢体活动效佳。中风后遗半身不遂，初起治疗取阳经八穴：上肢取肩髃、曲池、外关、合谷；下肢取环跳、阳陵泉、悬钟、昆仑；面瘫取颊车、地仓；舌强失语取廉泉、哑门、通里；癃闭取中极；口眼㖞斜取睛明、四白、地仓、颊车（睛明穴刺法沿眼眶边缘直入 0.8~1.5 寸，忌捻转提插；地仓刺法透颊车）。

2. 治疗中风验方（石学敏方）

（1）主方一：大醒脑

主穴：双侧内关（手厥阴心包经），人中（督脉），患侧三阴交（足太阴脾经）。

副穴：患侧极泉（手少阴心经），患侧尺泽（手太阴肺经），患侧委中（足太阳膀胱经）。

配穴：吞咽障碍加风池、翳风、完骨；手指握固加合谷；语言不利加廉泉，金津、玉液放血；足内翻加丘墟透照海。

操作方法：刺双侧内关，直刺 0.5~1 寸，采用捻转提插相结合的泻法，施手法 1 分钟；继刺人中，向鼻中隔方向斜刺 0.3~0.5 寸，用重雀啄手法，至眼球湿润或流泪为度；再刺三阴交，沿胫骨内侧缘与皮肤呈 45° 斜刺，进针 1~1.5 寸，用提插补法，使患侧下肢抽动 3 次为度。

（2）主方二：小醒脑

主穴：双侧内关，上星，百会，印堂，患侧三阴交。

副穴：患侧极泉（手少阴心经），患侧尺泽（手太阴肺经），患侧委中（足太阳膀胱经）。

配穴：吞咽障碍加风池、翳风、完骨；手指握固加合谷；语言不利加廉泉，金津、玉液放血；足内翻加丘墟透照海。

操作方法：先刺印堂，刺入皮下后使针直立，采用轻雀啄手法（泻法），以流泪或眼球湿润为度。继选 3 寸毫针由上星穴刺入，沿皮至百会后，针柄旋转 90°，转速 120~160 次 /min，行手法 1 分钟。极泉穴沿经下移 1 寸，避开腋毛，直刺 1~1.5 寸，用提插泻法，以患侧上肢抽动 3 次为度。尺泽，屈肘成 120° 角，直刺 1 寸，用提插泻法，使患者前臂、手指抽动 3 次为度。委中，仰卧直腿抬高取穴，直刺 0.5~1 寸，施提插泻法，使患侧下肢抽动 3 次为度。风池、完骨、翳风均针向喉结，进针 2~2.5 寸，采用小幅度高频率捻转补法，每穴施手法 1 分钟。合谷针向三间穴，进针 1~1.5 寸，采用提插泻法，使患者第二手指抽动或五指自然伸展为度。上廉泉针向舌根 1.5~2 寸，用提插泻法。金津、玉液用三棱针点刺放血，出血 1~2ml。丘墟透向照海穴约 1.5~2 寸，局部酸胀为度。

特色疗法

1. 恢刺“舒筋解结”

恢刺法肇始于《黄帝内经》，为九刺之一，《灵枢·官针》明言：“恢刺者，直刺傍之，举之前后，恢筋急，以治筋痹也。”此法专为“筋急而挛”之证所设，强调以动态针刺松解经筋挛结。所谓“舒筋解结”，其“筋”涵盖三层次：一为“筋脉”，即十二经筋联缀百骸之通路；二为“筋肉”，指骨骼肌及其筋膜系统；三为“经筋”，即《灵枢》所载“主束骨而利机关”的功能单元。“结”则有三重内涵：一为有形之结节，即触诊可及的肌肉硬结、条索；二为无形之经气结聚，如《素问·举痛论》所言“寒气客于脉外则脉寒，脉寒则缩蜷，缩蜷则脉绌急”；三为气血瘀滞之结，如《医林改错》所述“血受寒则凝结成块”。选穴上取曲池（手阳明，肱桡肌止点）、尺泽（手太阴，肱二头肌腱），配肩井（足少阳，斜方肌上束）；下肢取阳陵泉（足少阳，腓骨长肌起点）、委中（足太阳，腘绳肌群），配环跳（足少阳，臀大肌深层）。采用恢刺法，多向透刺松解筋结，恢复经筋弹性。

2. 脐针

脐针疗法以中医”先天经络”为理论核心，认为肚脐（神阙穴）是人体元气汇聚之所，通过脐部全息对应可调节全身气血。宋代《针灸资生经》记载“神阙主中风不省”，清代《医宗金鉴》更明确指出脐部“总领脏腑经络”。现代解剖学证实脐部皮下分布着丰富的血管神经丛，与交感神经链形成反射通路。

中风病机在中医属“肝肾不足为本，风火痰瘀为标”。脐针通过先天元气调控，可实现三大作用机制：其一，激活脐周“生命环”（任脉、冲脉、带脉交会处），重建气血运行秩序；其二，运用“脐八卦”全息定位，离位（心）、坎位（肾）、震位（肝）形成三角能量区，直接干预“肝风内动－心火亢盛－肾精亏虚”的病理轴心；其三，脐部特有的“脐壁生物钟”理论认为，不同时辰针刺可增强特定经络的调节能力，如辰时（7—9点）刺离位可强化心脑供血。

临床研究显示，脐针能显著提升脑血流速度（TCD检测平均提升23%），其机制可能与调节NO/cGMP通路改善血管内皮功能有关。不同于传统体针的线性调节，脐针通过“元气－经络－脏腑”三维立体网络，实现中枢神经与周围循环的同步改善，尤其对恢复期运动功能障碍和言语謇涩效果显著。

基础方取“四正穴”：离（心脑）、坎（肾精）、震（肝风）、兑（肺气），形成水火既济格局。离位（脐上）清心开窍，改善脑络瘀阻；坎位（脐下）滋肾填精，修复神经髓鞘；震位（脐左）平肝熄风，控制肢体震颤；兑位（脐右）理气化痰，预防痰瘀互结。

五、预防调摄

中风防治是中西医共同关注的健康课题，中医以“治未病”理念为核心，强调阴阳平衡与体质调理。中医认为痰湿、血瘀体质是中风高危人群，推荐使用天麻、三七、丹参等药物疏通经络，辅以药膳如山楂荷叶茶、木耳红枣羹等调和气血。日常注重情志调摄，主张“恬淡虚无”以疏肝理气，配合太极拳、八段锦等导引术促进气血运行。针灸防治常取百会、风池等穴位，配合耳穴压豆调节脏腑功能。

现代医学侧重精准防控，建议40岁以上人群定期进行颈动脉超声、凝血功能检测等筛查。对高血压患者要求血压控制在130/80mmHg以下，糖尿病患者糖化血红蛋白维持≤7%。推广地中海饮食模式，每日钠盐摄入不超过5g，增加Ω-3脂肪酸摄入。抗血小板治疗中，阿司匹林与氯吡格雷的个性化联用方案可降低30%复发风险。康复医学强调卒中后6个月的黄金恢复期，结合机器人辅助训练、镜像疗法等神经重塑技术。

第六章　面瘫

一、概　　述

面瘫，全称为“面神经麻痹”，是指由各种原因引起的面神经功能障碍，引起面部表情肌瘫痪的疾病。面瘫主要表现为一侧面部表情肌的瘫痪，如口角歪斜、眼睑闭合不全、额纹消失等，严重影响患者的外貌和生活质量。面瘫在中医中被称为“口僻”“歪嘴风”或“口眼歪斜”，中医认为面瘫的发病多与人体正气不足、经脉空虚有关，风邪乘虚侵袭头面阳明脉络，导致颜面一侧营卫不和、气血痹阻、经脉失养、肌肉弛缓不收而发病。其病理变化为正气相对虚于内，脉络空虚，头面部受外邪侵袭，导致经络阻滞，气血痹阻经络，筋脉失养。面瘫可以分为中枢性面瘫和周围性面瘫，中枢性面瘫属中医中“中风”范畴，本章主要论述周围性面瘫。东莞市中医院地处岭南，在岭南地区独特的地理气候和中医药文化条件下，形成了具有岭南特色的治疗方法，东莞市中医院在中医药的传承与创新中，形成了具有岭南特色的面瘫治疗方法。

二、病因病机

在中医理论中，其病因病机主要与外邪侵袭、正气不足、情志失调及痰瘀阻滞等因素有关。中医认为，面瘫的发生与面部经络（尤其是阳明经、少阳经）的气血运行失调密切相关。《岭南卫生方》指出“岭南地卑湿重，人多湿热内蕴，外感风邪，易致经络阻滞，发为口眼歪斜”。

岭南地区的中医文献中论述多结合当地湿热气候和人群体质特点，强调湿热、风邪、脾虚等因素在面瘫发病中的作用。东莞市中医院全国名老中医何炎燊结合了岭南地区的气候特点和人群体质，强调湿热、风邪、正气不足等因素在面瘫发病中的作用。薛爱国教授认为面瘫根本原因在于气血失衡、经络不通和脏腑失衡，在运用针灸疗法在调整气血、疏通经络方面具有独特优势。

1. 外邪侵袭

《素问·风论篇》指出“风气与太阳俱入,行诸脉俞,散于分肉之间,与卫气相干,其道不利,故使肌肉愤䐜而有疡,卫气有所凝而不行,故其肉有不仁也”。《金匮要略·中风历节病脉证并治》指出“邪在于络,肌肤不仁;邪在于经,即重不胜”。岭南地区气候湿热,常年气温较高,湿气较重,这种环境对人体健康有显著影响,湿热邪气盛行,易侵袭人体,导致经络阻滞、气血运行不畅。虽然岭南地区风寒较少,但夏季空调、风扇使用频繁,易导致“人造风寒”侵袭面部经络;夏季暑湿交蒸,易导致人体正气不足,外邪乘虚而入。因此,岭南医学认为,面瘫的发生与湿热、风邪、暑湿等外邪侵袭密切相关。薛爱国教授指出,东莞地处水乡,面瘫的治疗应当充分结合当地气候特点,其治疗注重清热祛湿、健脾益气、祛风化痰。

2. 正气不足

《素问·平热论》指出“邪之所凑,其气必虚”。岭南地区气候湿热,常年气温较高,湿气较重,岭南人因长期生活在湿热环境中,易形成湿热体质,湿热环境易伤脾胃,导致脾虚湿盛,进一步影响气血运行,湿热环境耗伤人体正气,正气不足时,外邪容易侵入人体,导致经络失养。张家维教授认为面瘫多因正气不足,脉络空虚,风邪乘虚而入,气血痹阻,筋脉弛缓而致,正气不足为发病的根本。对于顽固性面瘫,其病程迁延不愈,多因气虚推动无力而致血瘀或痰湿形成。《素问·刺法论》指出“正气存内,邪不可干”,因此,正气不足,风寒之邪乘虚而入,或因正气不足,不能运化血瘀、痰湿等病理因素,均可致病。

3. 经络失调

《灵枢·经筋》指出“足之阳明,手之太阳,筋急则口目为僻”“足少阳之筋……其支者,当曲颊入系舌本;其支者……循耳前,属目外眦,上乘颔,结于角”“三焦手少阳之脉……其支者……上项,系耳后,直上出耳上角,以屈下颊至䪼。其支者,从耳后入耳中,出走耳前,过客主人前,交颊,至目锐眦”。《灵枢·经脉》亦指出“胃足阳明之脉,是动则病,口喎唇胗”。《诸病源候论·风口歪候》认为“风邪入于足阳明、手太阳之经,遇寒则筋急引颊,故使口㖞僻,言语不正,而目不能平视”。薛爱国教授认为,经络是气血运行的通道,连接全身脏腑和体表,面部经络面临外邪侵袭面部经络,致气血阻滞,经络失养,可引发面部肌肉功能失调,或自身气血虚弱、肝郁气滞、脾虚湿盛等状态致经络失养,亦可致面瘫。《素问·阴阳离合论》认为“是故三阳之离合也,太阳为开,阳明为阖,少阳为枢"。在阳明经、太阳经同治的理论的基础上,薛爱国教授认为,手少阳三焦系统和足少阳胆系统,经脉循于人体头身侧面,如同掌管门户开合的转轴,面瘫与少阳枢机不利密切相关,病位主要在足少阳胆经、手少阳三焦经,病机在于少阳经脉所过枢机不利、开阖失司,经筋循行所过筋肉等出现运动障碍,经筋的牵掣、阵挛和驰纵等症状。

三、辨证论治

本病正气不足是发病基础,气血亏虚、脾胃虚弱、肝肾不足均可导致机体抗邪能力下降,为外邪侵袭创造了条件;标实是直接诱因,风寒、风热等外邪或痰湿、瘀血等病理产物直接阻滞经络,导致面部气血运行失常,引发口眼歪斜。临床需要明辨虚实,标本兼治。

(一)风寒袭络证

【症状】突然出现口眼歪斜,眼睑闭合不全,额纹变浅或消失,鼻唇沟变浅,口角下垂,面部肌肉麻木或紧束感;常有受寒史,如吹风、受凉后发病,可能伴有头痛、恶寒、面强(面部僵硬感),甚至胸脘痞满、恶心呕吐;舌淡苔薄白,脉浮紧。

【治法】祛风散寒,温经通络。

【方药】小续命汤加减。

全蝎 4g,僵蚕 9g,白附子 9g,防己 10g,杏仁 10g,桂枝 10g,防风 15g,川芎 10g,白芍 10g,党参 10g,生姜 6g,甘草 6g。

风寒较重,加羌活、独活、细辛、生姜;气血不足,加黄芪、当归、白术、茯苓;痰湿较重,加半夏、陈皮、白芥子;经络瘀阻明显,加桃仁、红花、鸡血藤、地龙、全蝎;阳虚明显,加肉桂、干姜;风热或化热,去麻黄、附子,加金银花、连翘、桑叶、僵蚕;面部麻木,可加葛根、柴胡;耳后疼痛,可加白芷、金银花;筋急拘挛,可倍加党参,加薏仁、当归;烦躁、大便不畅,可去桂枝、附子,倍加白芍;口渴,可加麦冬、花粉。

【针灸选穴及操作方法】

主穴:百会、风府、风池、太冲、合谷。

配穴:列缺、太阳、下关、翳风、巨髎、地仓。

急性期:风府、风池、合谷采用泻法,太冲采用补法,留针 30 分钟。

恢复期:采用平补平泻手法,针刺深度和刺激强度根据患者耐受度调整。

电针：选取阳白 - 太阳、下关 - 巨髎、颊车 - 地仓三对穴位，波形为连续波，频率 1~2Hz，输出强度以面部肌肉轻微收缩为度，电针时间约 30 分钟。

灸法：选取太阳、下关、翳风、承浆等面部穴位，采用温和灸、回旋灸、雀啄灸、温针灸或热敏灸等方法，每次施灸约 20 分钟。

拔罐：选取患侧阳白、下关、巨髎、地仓、颊车等穴位，采用闪火法，交替吸附及拔下约 1 秒钟，持续 5 分钟左右，以皮肤潮红为度，每日 1 次，每周 3~5 次。

（二）风热袭络证

【症状】突发口眼歪斜，眼睑闭合不全，额纹消失，鼻唇沟变浅，口角下垂，面部肌肉麻木或紧束感；常继发于感冒发热或咽部感染后，可能伴有发热、微恶寒、口干、咽痛等症状；舌红苔黄腻，脉浮数。

【治法】祛风清热，通经活络。

【方药】大秦艽汤加减。

秦艽 10g，川芎 10g，独活 10g，当归 10g，生石膏 15g，羌活 10g，防风 10g，细辛 3g，黄芩 15g，生地黄 10g，白术 10g，僵蚕 10g，全蝎 4g，茯苓 15g，甘草 6g。

热盛，去细辛、羌活、独活，加清热药物如黄芩、石膏、生地黄等以清热凉血；痰湿阻络，加祛痰化湿药物如苍术、泽泻、茯苓等；瘀血阻滞，加活血化瘀药物如红花、丹参、赤芍；气虚明显，加重白术、黄芪的用量。

【针灸选穴及操作方法】

主穴：百会、风府、风池、太冲、合谷。

配穴：翳风、颊车、地仓、阳白、巨髎、太阳、曲池、大椎。

毫针针刺采用泻法，留针 20~30 分钟，其间可适当行针以增强针感。

刺络放血：对于风热较重者，可在耳尖或太阳穴点刺放血，挤出少量血液，以清热泻火。若患者伴有寒热错杂，可在远端穴位（如合谷、曲池）施以温和灸。

（三）风痰阻络证

【症状】突发口眼歪斜，眼睑闭合不全，患侧额纹消失，鼻唇沟变浅，面部肌肉麻木或紧束感；可能伴有头重如蒙、胸闷、呕吐痰涎，舌胖大，苔白腻，脉弦滑；部分患者可能出现肢体麻木、关节肿痛、皮肤肿硬。

【治法】祛风豁痰，化瘀通络。

【方药】牵正散合导痰汤加减。

全蝎 4g，僵蚕 9g，白附子 9g，制半夏 12g，制南星 6g，陈皮 12g，枳实 10g，茯苓 12g，桃仁 10g，甘草 6g。

若痰湿较重，加重半夏、茯苓的用量，或加入苍术、泽泻以增强祛湿化痰；若热象重者，舌苔黄腻、口苦，加黄芩、竹茹以清热化痰；伴明显的风邪表现，加防风、羌活等祛风药物，以增强祛风化痰、通络止痉的效果；伴瘀血阻络，加桃仁、红花、丹参等活血化瘀的药物，以改善面部血液循环，促进神经功能恢复；气虚明显、恢复缓慢的患者，加黄芪、党参等补气药物，以增强气血运行，促进经络通畅；若面肌痉挛明显，加白芍、甘草，以缓急止痉。

【针灸选穴及操作方法】

主穴：风府、风池、合谷、太冲、足三里、阳白、四白、太阳、地仓、颊车、翳风。

配穴：丰隆、廉泉、脾俞、阴陵泉、三阴交、曲池、大椎。

采用平补平泻手法，留针 20~30 分钟，其间可适当捻转提插以增强针感；对于痰湿较重者，可在丰隆施以泻法，以化痰祛湿；脾虚者取中脘、足三里施以温和灸，每次 10~15 分钟，以健脾化痰；伴风痰者取风池、翳风等穴位拔罐，留罐 5~10 分钟，有助于祛风化痰。

（四）湿邪阻滞证

【症状】面部肌肉瘫痪，口眼歪斜，肌肉麻木，头晕沉重，舌苔白腻或黄腻，脉濡缓或滑。

【治法】祛湿通络，调和气血。

【方药】牵正散合二妙散。

苍术 9g，黄柏 9g，白术 9g，茯苓 9g，薏苡仁 9g，藿香 9g，佩兰 9g，白附子 9g，僵蚕 9g，全蝎 9g。

若湿邪较重，舌苔白腻，重用苍术、茯苓、薏苡仁等以增强祛湿作用；若湿热明显，舌苔黄腻，加龙胆草、黄芩、栀子以清热祛湿；若面瘫伴有肢体沉重、口苦，舌红苔黄腻，脉滑数，证属湿热蕴结者，予龙胆泻肝汤加减清热祛湿，通络止痉；若瘀血阻滞，舌质暗，加桃仁、红花、川芎以活血化瘀；面瘫日久不愈，面部肌肉麻木，舌质暗，苔薄腻，脉细涩者，予桃红四物汤合二陈汤加减祛湿化瘀，通络止痉。

【针灸选穴及操作方法】

主穴：阳白、太阳、四白、地仓、颊车、合谷。

配穴：丰隆、足三里、阴陵泉、中脘、脾俞、三阴交。

丰隆、阴陵泉施以泻法，以化湿通络，余采用平补平泻手法，留针 20~30 分钟。阳虚者可选用风池、足三里等穴位，采用温和灸或隔姜灸，每次 20~30 分钟，以温阳祛湿。湿盛者取脾俞、胃俞等穴位拔罐，留罐 5~10 分钟，有助于祛湿健脾。

（五）瘀血阻络证

【症状】口眼歪斜，眼睑闭合不全，面部肌肉僵硬或抽搐，面部麻木或刺痛感；舌质暗红或有瘀斑，舌苔薄白，脉细涩或细弱；还可伴有头痛、头晕、局部刺痛、面色晦暗。

【治法】活血祛瘀，通络止痉。

【方药】牵正散合通窍活血汤加减。

全蝎 4g，僵蚕 9g，白附子 9g，赤芍 10g，川芎 10g，桃仁 10g，干姜 6g，大枣 5 枚，白花蛇 6g，甘草 6g。

瘀血明显，加重桃仁、红花的用量，或加三七、丹参以增强活血化瘀；风邪偏盛，加防风、白芷等祛风药物；痰湿阻络见舌苔白腻，加白芥子、胆南星以祛痰化湿；气虚血瘀，加黄芪、党参以益气活血；面部或耳后疼痛明显，加延胡索、地龙以活血止痛。

【针灸选穴及操作方法】

主穴：攒竹、丝竹空、阳白、四白、颧髎、颊车、地仓。

配穴：血海、合谷、太冲。

采用平补平泻手法，留针 20~30 分钟。

电针法：采用断续波，刺激强度以患者面部肌肉出现跳动且能耐受为宜，每次刺激 10~20 分钟。阳虚者可选用风池、足三里等穴位，采用温和灸或隔姜灸，每次 20~30 分钟。

皮肤针法：取阳白、颧髎、地仓、颊车等穴位，轻叩至局部潮红为度，每日或隔日 1 次。

刺络拔罐法：在瘀血明显部位，如阳白、颧髎、地仓、颊车等穴位，用皮肤针叩刺或三棱针点刺出血后加拔火罐。

（六）正气不足证

【症状】口眼歪斜，面部肌肉瘫痪，眼睑闭合不全，鼻唇沟变浅，面部表情丧失，同时伴有头晕乏力、心悸、食欲不振、面色苍白，舌质淡，苔薄白，脉细弱。

【治法】扶正祛邪，补气养血，祛风通络。

【方药】补阳还五汤加减。

黄芪 24g，当归 12g，赤芍 12g，地龙 6g，川芎 6g，桃仁 6g，红花 6g，附子 9g，僵蚕 9g，全蝎 9g，甘草 6g。

气血两虚见面色苍白、心悸、头晕者，加党参、白术、熟地黄、白芍；血瘀较重见舌紫暗、瘀斑明显者，加丹参、鸡血藤增强活血通络；痰湿阻滞见面部肿胀、舌苔厚腻者，加白芥子、法半夏；阳虚畏寒见四肢不温、怕冷者，加桂枝、制附子；气虚明显者，见饮食减少、体倦乏力、少气懒言、面色萎黄、大便稀溏等，予补中益气汤加减；伴风寒者，加防风、白芷、僵蚕、全蝎；伴血瘀者，加川芎、红花、桃仁、丹参；血虚者，加白芍、鸡血藤；痰瘀阻络者，加半夏、茯苓；寒盛者加桂枝、细辛；气血两虚者，见口眼歪斜、头晕乏力、纳差胃呆、心悸眼花、舌淡苔薄、脉细等，予八珍汤加减；伴神疲气短者，可加黄芪以补益中气；头晕目花者，加枸杞子、菊花以补肝清利头目；心悸失眠者，加酸枣仁、夜交藤以养心安神。

【针灸选穴及操作方法】

主穴：阳白、四白、颧髎、颊车、地仓、合谷。

配穴：足三里、气海、脾俞、胃俞。

主穴采用平补平泻手法，配穴采用泻法，留针 20~30 分钟。气血两虚型面瘫，可选取阳白、颧髎、颊车、足三里等穴位，采用温和灸或回旋灸，每次施灸 20 分钟左右。

四、医案解要

薛爱国医案

患者李某，男性，45 岁。2022 年 3 月 12 日初诊。

【病史】患者 3 天前晨起时突然发现右侧面部麻木，口角向左侧歪斜，右眼闭合不全，伴右耳后疼痛，无发热、头痛。自诉近期工作劳累，夜间睡眠差，常感疲倦。曾在当地诊所诊断为“面神经炎”，予 B 族维生素口服，症状未见明显改善，遂来就诊。

【刻下症】右侧面部麻木，口角歪斜，右眼闭合不全，右耳后疼痛，疲倦乏力，纳差，大便稀溏，舌淡红，苔白腻，脉弦滑。

【诊断】

西医诊断：面神经炎。

中医诊断：口僻。

证候诊断：风痰阻络，脾虚湿盛。

【治法】祛风化痰，健脾化湿，通络止痉。

【方药】

白附子 10g，僵蚕 10g，全蝎 6g，防风 12g，白术 15g，茯苓 15g，陈皮 10g，薏苡仁 20g，川芎 10g，甘草 6g，柴胡 6g。

用法：7 剂，清水煎服，日 1 剂，分早晚温服。

【针灸治疗】主穴取阳白、太阳、四白、地仓、颊车、合谷（对侧）、翳风。配穴取足三里、太冲、风池、天牖、肩井。操作：采用平补平泻手法，留针 30 分钟，每日 1 次，连续治疗 7 天。针刺后加艾灸翳风、足三里，以温经散寒、健脾化湿。

【二诊】患者服药及针灸后，右侧面部麻木减轻，口角歪斜略有改善，右耳后疼痛消失，右眼闭合较前有力，疲倦感减轻，大便成形，舌淡红，苔薄白，脉弦滑。调整处方：上方去防风，加黄芪 20g 以益气健脾，增强扶正祛邪之力。继服 7 剂。针灸调整：继续原方案治疗，加灸百会穴以升阳益气。

【三诊】患者右侧面部麻木明显减轻，口角歪斜基本纠正，右眼闭合完全，精神好转，纳食增加，二便调，舌淡红，苔薄白，脉弦。调整处方：上方去全蝎，加当归 10g 以养血活血，巩固疗效。继服 7 剂。针灸调整：改为隔日针灸 1 次，重点针刺地仓、颊车、合谷，以巩固疗效。

【随访】患者服药后症状完全消失，随访半年未见复发。

【按】面瘫属中医“口僻”“吊线风”范畴，多因正气不足，风邪乘虚侵袭面部经络，导致气血痹阻，筋肉失养所致。岭南地区气候湿热，患者脾虚湿盛，易感风邪，风痰阻络而发病。本案以白附子、僵蚕、全蝎祛风化痰、通络止痉为主药，辅以防风、川芎祛风活血，白术、茯苓、陈皮、薏苡仁健脾化湿，标本兼治。二诊加黄芪益气扶正，三诊加当归养血活血，以巩固疗效。岭南地区湿气较重，治疗面瘫时需注重健脾化湿，同时兼顾祛风通络，方能取得良效。薛爱国教授认为面瘫因脏腑功能失调、气血素虚，患侧面部多处于气血不足，经气不达的状态，经脉所过枢机不利、开阖失司，经筋循行所过筋肉运动障碍，故见面肌瘫痪，因此该病与少阳枢机不利密切相关。在治疗面瘫时施以针刺可舒筋通脉，调和营卫及促进血气流通，恢复瘫痪面肌活动能力。风池、天牖、翳风位于乳突附近及后枕部，针刺可使局部血管舒张，改善面部的供血；肩井为“经气深聚之所”,针刺可激发经气输布,借助调节经气的升降,获得“补虚”的效果,该针刺方案疏通经络、调和气血,结合艾灸温经散寒、健脾化湿,体现了中医综合治疗的优势,通过中药与针灸的结合,内外兼治,取得了显著的疗效。

名家验方

1. 治疗面瘫针灸验方(张家维方)

张家维教授根据面瘫的临床表现,将其分为急性期、恢复期和后遗症期,并针对不同时期的特点,运用不同的针灸治疗方法进行综合治疗。

(1)急性期(发病至1周左右)

治疗原则:祛风驱邪,以阳明经、太阳经为主,针刺宜浅,手法宜轻。

选穴与操作:患侧攒竹、阳白、太阳、地仓、颊车、翳风,健侧合谷,双侧足通谷。针刺面部穴位行平补平泻,合谷、足通谷行泻法,每间歇10分钟运针1次,留针30分钟。耳背割治法:针刺后,行耳背割治法。选取耳背近耳轮处的明显血管,消毒后用针头划破血管,放血3~5滴,贴上止血贴。

(2)恢复期(发病后1周至2个月)

治疗原则:扶正驱邪为主,兼顾体虚。

选穴与操作:

1)电针治疗:取患侧的阳白透鱼腰、攒竹透睛明、迎香、下关、颊车、地仓等穴,加电针治疗,波形为疏密波,留针30分钟。

2)灸法:对于目不能闭、额纹未出现的患者,采用麦粒灸,灸头维、颊车、厉兑、至阴,两组交替使用。

3)穴位注射:对于恢复较慢的患者,可使用当归注射液、黄芪注射液等,取患侧的翳风、牵正与双侧风门,两组穴位交替使用。

(3)后遗症期(发病2个月以后)

治疗原则:调补阳明经气,活血通络为主。

选穴与操作:

1)电针治疗:对于面部肌肉对电刺激反应尚明显的患者,继续使用电针治疗,波形改为断续波。

2)穴位埋线:结合穴位埋线疗法,选取经验穴进行治疗。

按：张家维教授在周围性面瘫治疗中提出阳明经、太阳经同治的观点。《内经》记载面瘫与阳明经筋松弛有关，《灵枢·经脉》提到胃足阳明之脉主血，与口唇等部位相关，因此治疗面瘫多选用阳明经穴。《灵枢·经筋》也指出足阳明、手太阳筋急会导致口目歪斜等症状，且太阳经主表。从根结理论来看，《灵枢·根结》提到太阳经根于至阴，结于头维；阳明经根于厉兑，结于颊车。面瘫恢复顺序通常从额部及眼睑开始，额纹恢复和眼睑闭合是治疗的关键，可在根结两极取穴，标本同治。在针刺时间方面，张教授认为早期针刺可有效控制病情，提高治愈率，缩短病程。针灸具有双向调节作用，急性期刺激应轻而快，以祛风通络、减轻神经水肿和炎症为主；恢复期则需结合电针、B族维生素或中药针穴注射，促进神经功能恢复，并配合灸法温补经络；后遗症期患者面神经功能恢复较差，电刺激反应明显者可继续用电针治疗，反应不明显且伴有肌肉松弛无力者需采用穴位埋线增强刺激。关于穴位疲劳，张教授发现急性期过度使用多种治疗方法易导致后遗症，后期治疗效果不佳。治疗时需遵循“病去如抽丝”的原则，避免局部过度治疗，可精取局部穴位，结合远端取穴激活经气，避免穴位疲劳，增强针灸的累积效应。

2.“一针二灸三巩固”整合针灸模式（符文彬）

符文彬教授在治疗面瘫方面有丰富的临床经验，他提出了“一针二灸三巩固”的整合针灸模式，以下是其治疗面瘫的经验方及治疗方法。

治疗总则：疏通经络，调节气血，扶正祛邪。

（1）一针：针刺治疗

选穴与操作：

1）面部主穴：百会、印堂、水沟、承浆。

2）体针配穴：引气归元（中脘、下脘、气海、关元），内关、阳陵泉。

患者坐位或仰卧位，局部常规消毒后，使用一次性无菌针灸针进行针刺。一般每次留针25分钟左右。

（2）二灸：精灸与发泡灸

选穴与操作：

1）精灸：取阳白、太阳、四白、迎香、地仓、牵正等面部穴位，以及膈俞、胆俞、中脘、下脘、气海、关元等体穴，将陈年精细艾绒制成小艾炷（底面直径约 2mm、高 3mm），在施灸穴位上涂抹万花油后点燃艾炷，待患者有灼热感时掐灭，以皮肤潮红为宜。

2）发泡灸：常选肺俞、心俞、肝俞、脾俞、胃俞等背腧穴，以及“四花穴”（膈俞、胆俞），在精灸基础上待艾炷在皮肤上完全烧尽为止。

（3）三巩固：刺络拔罐与皮内针

选穴与操作：刺络拔罐选大椎、心俞、耳尖等穴，用于泄瘀通络，调整阴阳；皮内针选心俞、肝俞等穴位埋针，可产生持续性刺激，巩固疗效。

按：符教授提出的“一针二灸三巩固”整合针灸模式，是对传统针灸治疗模式的创新与发展，旨在解决复杂疾病、疑难病及病情较重的疾病，提高临床疗效。这一模式并非单纯的技术叠加，而是根据病症、病情辨证选取多种针灸技术的有机结合。在顽固性面瘫的治疗中，该模式具体体现在以下几个方面：首先是针刺法，符教授强调选穴精当，面部主穴选取百会、印堂、水沟、承浆，体针选用引气归元等穴，注重调神，通过针刺穴位如百会、印堂、内关等发挥镇静安神作用，同时结合“心胆论治”理论选用内关、阳陵泉调节气血平衡，针对阳明经为主的病机特点，取合谷、足三里协调气血阴阳平衡。其次是重精灸，对于已接受长时间针刺治疗、面部气血不足的患者，采用精灸技术，其特点是热力集中、透热迅速、刺激量大，通过小米粒大小的艾炷灸灶穴位，如阳白、太阳、四白等，以增强疗效。最后是发泡灸，基于精灸基础上，通过背腧穴发泡灸引起更强及长期的刺激，促进神经功能恢复，选取肺俞、心俞、“四花穴”等背腧穴，培护全身气血以补益气血扶正固本。此外，注重阳明经、少阳经、太阳经同治，选用翳风、阳陵泉等穴，调节神经免疫机制；善用刺络拔罐，根据“满则泻之、菀陈则除之”原则泄瘀通络；运用皮内针巩固疗效，对重症面瘫患者在背部埋针，使产生持续性刺激。“一针二灸三巩固”模式通过多种针灸技术的有机结合，充分发挥了针灸的整体治疗优势，为治疗复杂疾病提供了新的思路和方法，具有重要的临床应用价值。

特色疗法

面瘫作为一种常见的神经系统疾病，严重影响患者的生活质量。岭南地区气候湿热，湿邪易侵袭人体；岭南地区风寒较少，但夏季空调、风扇使用频繁，易导致“人造风寒”，现代岭南人在湿邪与“人造寒邪”的加持下，形成独特的体质特点。东莞市中医院在继承传统中医治疗经验的基础上，结合岭南地域特点及现代医学技术，“因地制宜、因人制宜”，在治疗面瘫时，注重祛邪通络与扶正固本相结合，既针对风、寒、湿、热邪的侵袭，又兼顾调理脾胃、化湿通络，促进面部神经功能恢复，经过历代前辈的探索，总结并形成了独具特色的面瘫诊疗方案，传承了具有代表性的中医疗法。

1. 火龙罐疗法

面瘫的火龙罐治疗是一种结合了传统中医罐疗和现代技术的综合疗法，具有温经通络、活血化瘀、祛风散寒的作用，适用于面瘫的不同时期，尤其是恢复期和后遗症期。火龙罐通过温热作用，促进局部血液循环，改善面部神经和肌肉的营养供应，帮助恢复神经功能。罐疗的压力作用可以疏通经络，消除局部瘀滞，减轻面瘫引起的肌肉僵硬和疼痛。火龙罐的温热效应有助于驱散风寒邪气，特别适用于因风寒侵袭导致的面瘫。常用的穴位包括承浆、地仓、水沟、颊车、颧髎、睛明、瞳子髎、攒竹、鱼腰、丝竹空等。以手掌的小鱼际接触皮肤后落罐，采用正旋手法从下向上运罐，治疗顺序通常从颈部开始，温通颈部淋巴，然后在患侧面部进行回旋温灸，针对不同穴位，采用不同的手法，如点揉、旋转、闪点等，一般为每天1次，每次20分钟左右，7天为一个疗程。

2. 雷火灸疗法

雷火灸疗法是一种结合了艾灸和中药成分的中医外治方法，常用于治疗面瘫等疾病。雷火灸是一种特殊的灸法，其艾条由艾绒、青蒿、苍耳子、木香、防风等多种中药材组成。通过艾条燃烧产生的热量和药力渗透，能够改善局部血液循环，促进新陈代谢，起到温经散寒、祛风通络的作用。雷火灸的火力强劲，渗透力强，能够更有效地将药力传递到组织深部和穴位深层。除了局部治疗效果外，雷火灸还能调节人体的整体机能，增强免疫力。常用的穴位包括地仓、颊车、颧髎、阳白等面部穴。操作时点燃雷火灸艾条，保持艾条与皮肤2~3厘米的距离，采用横向、纵向及回旋法施灸，每穴灸8~10分钟。一般5天为一个疗程，通常需要2个疗程。雷火灸在治疗面瘫方面具有显著的疗效，尤其在改善面部血液循环和促进神经修复方面效果显著。

3. 穴位埋线

对面瘫日久不愈者，可应用穴位埋线。穴位埋线是将可吸收的羊肠线或其他生物材料线植入人体特定穴位内，通过线体在穴位内产生的刺激，达到调节经络气血、平衡阴阳的作用。穴位埋线对穴位的刺激时间较长，能够持续地调节经络气血，促进气血运行，改善面部肌肉的营养状态；通过刺激面部穴位，调节面神经的功能，促进面神经的修复和再生，恢复面部肌肉的运动功能；穴位埋线可以调节机体的免疫功能，增强机体的抗病能力，促进面瘫的康复。取穴：地仓、承浆、四白、颊车，阳白、太阳，上唇活动差的加颧髎、迎香，下唇活动差的加颊车、大迎。用特制的一次性医疗器具将人体可吸收的载体羊肠线植入相应的穴位，长久刺激穴位。15天埋线1次，3次为1疗程。

4. 刺络拔罐法

刺络拔罐主要适用于风寒外袭型面瘫，通过刺激穴位和排出瘀血，祛散风寒，改善面部血液循环，促进气血运行，缓解面部肌肉的僵硬和麻木，减轻面瘫引起的局部肿胀和疼痛。分别于患侧太阳经、阳明经、少阳经经筋所经过之处的翳风、阳白、颧髎、下关、颊车等部穴位刺络拔罐，每次选取两个部位，用三棱针点刺3~5针，速用闪火罐法，观察其出血情况，令每个部位出血3-5ml，留罐时间不得超过5分钟。以上部位交替使用。

5. 皮肤针疗法

皮肤针通过叩刺皮肤，刺激面部穴位或经络，调节气血运行，促进面部神经功能恢复。常取阳白、颧髎、地仓、颊车等面部穴位，使用皮肤针叩刺上述穴位，以局部潮红或微出血为度，每日或隔日1次，10次为一疗程，多用于面瘫的恢复期及后遗症期。

6. 拔罐疗法

闪罐是中医拔罐疗法的一种，通过反复快速地将火罐拔起与落下，对皮肤、经络、穴位产生强烈的刺激作用。在面瘫治疗中，闪罐能够促进面神经局部血液循环，改善面神经功能受损的症状。其操作时产生的负压力及局部温热效应，可舒张血管，加速血液循环，促进代谢，从而提高机体免疫，有助于神经调节，加快炎症反应消失。选用2~3号玻璃罐，使用燃烧的棉球在火罐中停留1~2秒，然后迅速按在面部穴位上，停留一秒后迅速拔开，从口角开始逐渐往面部以上进行。也可沿足三阳经面部循行部位进行闪罐，即落即起，反复拔罐5~6分钟，以患者面部皮肤微微发红停止。

7. 穴位注射

穴位注射是通过将药物直接注入特定穴位，结合针刺的机械刺激和药物的药理作用，发挥双重治疗效果。穴位注射的取穴通常集中在面瘫患侧，常用的穴位包括阳白、太阳、四白、迎香、巨髎、地仓、颊车等。此外，还可根据具体症状选择耳穴（如神门）或其他远端穴位（如合谷）。常用的注射药物包括鼠神经生长因子（NGF）、甲钴胺、维生素 B_1 等，这些药物通常按一定比例配制成注射液，每次注射量约为0.8ml/穴位，每次选择6~7个穴位，隔日注射1次，每疗程7天。

五、预防调摄

《素问·四气调神大论》云："是故圣人不治已病治未病，不治已乱治未乱。"中医"治未病"思想包括"未病先防""既病防变"和"瘥后防复"，这一理念在面瘫的预防和调摄中具有重要指导意义。

未病先防：避免风寒侵袭，增强体质，调节情志，避免过劳。孙思邈指出"善摄生者，无犯日月之忌，毋失岁时之和"，养成天人合一，顺应自然的养生观，终可练就"正气存内，邪不可干"的体魄。

既病防变：面瘫发生后，早期诊断、早期治疗，防止病情加重，早期采用针灸、药物、火针、穴位贴敷等多种中医特色疗法，注意温水洗脸，外出佩戴口罩或面罩，睡觉时佩戴眼罩，外出戴有色眼镜，餐后及时清洁，防止口腔感染，在医生指导下进行抬眉、闭眼等训练，忌食辛辣、生冷、油腻食物，戒烟限酒。

瘥后防复：面瘫痊愈后，注意避免吹风受凉、疲劳过度、感冒迁延，注意头面、耳后保暖，佩戴围巾、帽子，加强营养，忌食生冷、硬、燥等食物，劳逸结合，适当锻炼，避免熬夜，保持情绪稳定，避免情志过极。

第七章　慢性疲劳综合征

一、概　　述

慢性疲劳综合征，中医称之为虚劳、虚损，是以脏腑亏损，气血阴阳虚衰，久虚不复成劳为主要病机，以五脏虚证为主要临床表现的多种慢性虚弱证候的总称。虚劳是中医内科学中涉及范围最广的病证。凡多种慢性虚弱性疾病，发展至严重阶段，以脏腑气血阴阳亏损为主要表现的病证，均属于本病证的范围。西医学中多个系统的多种慢性消耗性和功能衰退性疾病，出现类似虚劳的临床表现时，均可参照本章节辨证论治。

二、病因病机

《理虚元鉴·虚证有六因》说："有先天之因，有后天之因，有外感之因，有境遇之因，有医药之因。"这对引起虚劳的原因作了比较全面的归纳，表明多种病因作用于人体，引起脏腑气血阴阳的亏虚，日久不复，均可成为虚劳。

（一）病因

1. 禀赋薄弱，素质不强

因父母体弱多病，年老体衰，孕育不足，胎中失养，或生后喂养失当，水谷精气不充，均可导致先天不足，体质薄弱，易于罹患疾病，并在病后易于久虚不复，使脏腑气血阴阳亏虚日甚，而成为虚劳。

2. 烦劳过度，损伤五脏

烦劳过度，因劳致虚，日久成损，尤以劳神过度及恣情纵欲较为多见。忧郁思虑，积思不解，所欲未遂等劳伤心神，易使心失所养，脾失健运，心脾损伤，气血亏虚成劳。而早婚多育，房事不节，或频繁手淫等，易使肾精亏虚，肾气不足，久则阴阳亏损。

3. 饮食不节，损伤脾胃

暴饮暴食，饥饱不调，食有偏嗜，营养不良，饮酒过度等原因，均会导致脾胃损伤,不能化生水谷精微,气血来源不充,脏腑经络失于濡养,日久形成虚劳。

4. 大病久病,失于调理

大病,邪气过盛,脏气损伤,耗伤气血阴阳,正气短时难以恢复,加之病后失于调养,每易发展成劳。久病迁延失治,日久不愈,病情传变日深,损耗人体的气血阴阳,或产后失于调理,正虚难复,均可演变为虚劳。

5. 误治失治,损耗精气

由于诊断有误,或选用治法、药物不当,以致精气损伤,既延误治疗,又使阴精或阳气受损,从而导致虚劳。

总之,幼年患虚劳者多以先天不足为主因,因虚而致病;成年以后患病,多为后天失养、劳伤过度、久病体虚成劳。

(二)病机

虚劳虽有因虚致病,因病成劳,或因病致虚,久虚不复成劳的不同,但其病理性质,主要为气、血、阴、阳的亏虚,病损主要在五脏。由于虚损的病因不一,往往首先导致相关某脏气、血、阴、阳的亏损,但由于五脏互关,气血同源,阴阳互根,所以在病变过程中常互相影响。一脏受病,累及他脏,气虚不能生血,血虚无以生气,气虚者,日久阳也渐衰,血虚者,日久阴也不足,阳损日久,累及于阴,阴虚日久,累及于阳,以致病势日渐发展,而病情趋于复杂。

病变涉及五脏,尤以脾肾为主。因脾肾为先后天之本,五脏有相互资生和制约的整体关系,在病理情况下可以互为影响转化。故《难经》有"上损及下,下损及上"的论点。具体来说,因为虚劳的成因不一,损伤的脏器各有不同,相互之间的影响转化也因此而异,如《医宗金鉴》说:"阳虚外寒损肺经,阴虚内热从肾损,饮食劳倦自脾成。"同时,当多脏同病时,由于病情不同,仍有主次之分,亦有始终仅见某一脏器病变,而不病及它脏者。

从阴阳气血的虚损与五脏病变的关系来看,虽然五脏各有阴阳气血,但在生理和病理方面,尚有各自的特殊性,因此,五脏阴阳气血的损伤,也各有不同的重点。一般而言,气虚以肺、脾为主,但病重者每可影响心、肾;血虚以心、肝为主,并与脾之化源不足有关;阴虚以肾、肝、肺为主,涉及心、胃;阳虚以脾、肾为主,重者每易影响到心。

三、辨证论治

（一）辨证要点

1. 辨别五脏气血阴阳亏虚

虚劳的证候虽多，但总不离乎五脏，而五脏之辨，又不外乎气、血、阴、阳，故对虚劳的辨证应以气、血、阴、阳为纲，五脏虚候为目。正如《杂病源流犀烛·虚损痨瘵源流》说："五脏虽分，而五脏所藏无非精气，其所以致损者有四，曰气虚，曰血虚，曰阳虚，曰阴虚。""气血阴阳各有专主，认得真确，方可施治。"由于气血同源，阴阳互根，五脏相关，所以各种原因所致的虚损往往互相影响，由一虚渐致多虚，由一脏而累及他脏，使病情趋于复杂和严重，辨证时应多加注意。

2. 辨有无兼夹病证

虚劳一般均有较长的病程，辨证论治时还应注意有无兼夹病证，尤其应注意下述三种情况。

（1）因病致虚、久虚不复者，应辨明原有疾病是否还继续存在：如因热病、寒病或瘀结致虚者，原发疾病是否已经治愈。

（2）有无因虚致实的表现：如因气虚运血无力，形成瘀血；脾气虚不能运化水湿，以致水湿内停等。

（3）是否兼夹外邪：虚劳之人由于卫外不固，易感外邪为患，且感邪之后不易恢复，治疗用药也与常人感邪有所不同。

（二）治疗原则

对于虚劳的治疗，根据"虚则补之""损者益之"的理论，当以补益为基本原则。在进行补益的时候，一是必须根据病理属性的不同，分别采取益气、养血、滋阴、温阳的治疗方药；二是要密切结合五脏病位的不同而选方用药，以加强治疗的针对性。同时应注意以下三点。

1. 重视补益脾肾在治疗虚劳中的作用

脾胃为后天之本，气血生化之源，脾胃健运，五脏六腑、四肢百骸方能得以滋养。肾为先天之本，寓元阴元阳，生命的本源。重视补益脾肾，有助于促进各脏虚损的恢复。

2. 对于虚中夹实及兼感外邪者，当补中有泻，扶正祛邪

从辩证的关系看，祛邪亦可起到固护正气的作用，防止因邪恋而进一步损

伤正气。

3. 既可因虚致病，亦可因病致虚

辨证结合辨病，针对不同疾病的特殊性，一方面补正以复其虚，一方面求因以治其病。

（三）证治分类

虚劳的证候虽繁，但总不离乎五脏，而五脏之伤，又不外乎阴、阳、气、血，因此现以气、血、阴、阳为纲，五脏虚证为目，分类列述其证治。

1. 气虚证

面色㿠白或萎黄，气短懒言，语声低微，头昏神疲，肢体无力，舌苔淡白，脉细软弱。

（1）肺气虚证

【症状】咳嗽无力，痰液清稀，短气自汗，声音低怯，时寒时热，平素易于感冒，面白。

【证机概要】肺气不足，表虚不固。

【治法】补益肺气。

【代表方】补肺汤加减。

本方补益肺气，肃肺止咳，适用于肺气虚短气息促，咳嗽无力者。常用药：人参、黄芪、沙参益气补肺；熟地、五味子、百合益肾敛肺。咳嗽痰稀者，加紫菀、款冬温肺止咳；肺卫不固，易于感冒，加防风、白术；气短，息促，加五味子、冬虫夏草补肺益肾纳气；自汗较多者，加牡蛎、麻黄根固表敛汗；若气阴两虚而兼见潮热、盗汗者，加鳖甲、地骨皮、秦艽等养阴清热。

【针灸推拿选穴及操作方法】

针灸：主穴选太渊（补肺气兼滋肺阴）、肺俞（纯补肺气）、合谷（补肺气兼理肠气）；肾气不足加太溪。

推拿：掌振肺俞，配合按揉膻中、中府，以补益肺气。

（2）心气虚证

【症状】心悸，气短，劳则尤甚，神疲体倦，自汗。

【证机概要】心气不足，心失所养。

【治法】益气养心。

【代表方】七福饮加减。

本方补益气血，宁心安神，适用于心气不足者。常用药：人参、白术、炙甘草益气养心；熟地黄、当归滋补阴血；酸枣仁、远志宁心安神。自汗多者，加黄芪、五味子益气固摄；饮食少思者，加砂仁、茯苓开胃健脾。

【针灸推拿选穴及操作方法】

针灸：主穴选内关、心俞、膻中，配穴选神门。

操作：内关、神门平补平泻，心俞、膻中配合温和灸 10~15 分钟（加强温通心阳、补益心气）。

（3）脾气虚证

【症状】饮食减少，食后胃脘不舒，倦怠乏力，大便溏薄，面色萎黄。

【证机概要】脾虚失健，生化乏源。

【治法】健脾益气。

【代表方】加味四君子汤加减。

本方益气健脾除湿，适用于脾气亏虚而夹湿者。常用药：人参、黄芪、白术、甘草益气健脾；茯苓、扁豆健脾除湿。胃失和降而兼见胃脘胀满，嗳气呕吐者，加陈皮、半夏和胃理气降逆；脘闷腹胀，食少，嗳气，苔腻者，加神曲、麦芽、山楂、鸡内金消食健胃；气虚及阳，脾阳渐虚而兼见腹痛即泻，手足欠温者，加肉桂、炮姜温中散寒。若中气不足，气虚下陷，脘腹坠胀，气短，脱肛者，可改用补中益气汤补气升陷。

【针灸推拿选穴及操作方法】

针灸：足三里（健脾和胃）、阴陵泉（健脾除湿）、合谷（补全身之气）；大便稀溏加灸脾俞。

推拿：四指推法施于腹部中脘至气海，配合按揉足三里、脾俞，以健脾益气。

（4）肾气虚证

【症状】神疲乏力，腰膝酸软，小便频数而清，白带清稀。

【证机概要】肾气不充，腰督失养，固摄无权。

【治法】益气补肾。

【代表方】大补元煎加减。

本方补益肾气，适用于肾气不足之证。常用药：人参、山药、炙甘草益气固肾；杜仲、山茱萸温补肾气；熟地黄、枸杞子、当归补养精血。神疲乏力甚者，加黄芪益气；尿频较甚及小便失禁者，加菟丝子、五味子、益智仁补肾固摄；脾失健运而兼见大便溏薄者，去熟地、当归，加肉豆蔻、补骨脂温补固涩。在气、血、阴、阳的亏虚中，气虚是临床最常见的一类，其中尤以肺、脾气虚为多见，而心、肾气虚亦不少。肝病而出现神疲乏力，食少便溏，舌质淡，脉弱等气虚症状时，多在治肝的基础上结合脾气亏虚论治。

【针灸推拿选穴及操作方法】

针灸：主穴选肾俞、关元、气海，配穴取太溪。

操作：肾俞、太溪针刺得气后行提插补法 5~10 分钟，局部酸胀感明显后留针 20 分钟。关元、气海行温针灸 20 分钟，以增强温补肾气的作用。

2. 血虚证

面色淡黄或淡白无华，唇、舌、指甲色淡，头晕目花，肌肤枯糙，舌质淡红苔少，脉细。

（1）心血虚证

【症状】心悸怔忡，健忘，失眠，多梦，面色不华。

【证机概要】心血亏虚，心失所养。

【治法】养血宁心。

【代表方】养心汤加减。

本方益气生血，养心安神，适用于心血虚证。常用药：人参、黄芪、茯苓、五味子、甘草益气生血；当归、川芎、柏子仁、酸枣仁、远志养血宁心；肉桂、半夏曲温中健脾，以助气血之生化。失眠、多梦较甚，可加合欢花、夜交藤养心安神。脾血虚常与心血虚同时并见，故临床常称心脾血虚。除前述的养心汤外，归脾汤为补脾与养心并进，益气与养血相融之剂，具有补益心脾、益气摄血的功能，是治疗心脾血虚的常用方剂。

【针灸推拿选穴及操作方法】

针灸：神门（养血安神）、心俞（补心血）、三阴交（养血活血）。

推拿：掌揉心前区，配合按揉神门、内关，以宁心安神。

（2）肝血虚证

【症状】头晕，目眩，胁痛，肢体麻木，筋脉拘急，或筋惕肉瞤，妇女月经不调甚则闭经，面色不华。

【证机概要】肝血亏虚，筋脉失养。

【治法】补血养肝。

【代表方】四物汤加减。

本方补血调血，加味后适用于肝血虚证。常用药：熟地黄、当归补血养肝；芍药、川芎和营调；黄芪、党参、白术补气生血。血虚甚者，加制首乌、枸杞子、鸡血藤增强补血养肝的作用；胁痛，加丝瓜络、郁金、香附理气通络；目失所养，视物模糊，加楮实子、枸杞子、决明子养肝明目；若干血瘀结，新血不生，羸瘦，腹满，腹部触有癥块，硬痛拒按，肌肤甲错，状如鱼鳞，妇女经闭，两目暗黑，舌有青紫瘀点、瘀斑，脉细涩者，可同服大黄䗪虫丸祛瘀生新。心主血，脾统血，肝藏血，故血虚之中以心、脾、肝的血虚较为多见。

【针灸推拿选穴及操作方法】

针灸：三阴交（养肝血）、曲泉（养肝阴兼泄肝阳）、肝俞（补血养肝）；头晕加太冲。

推拿：推揉胁肋部，按揉太冲、三阴交，以疏肝养血。

3. 阴虚证

面颧红赤，唇红，低热潮热，手足心热，虚烦不安，盗汗，口干，舌质光红少津，脉细数无力。

（1）肺阴虚证

【症状】干咳，咽燥，甚或失音，咳血，潮热，盗汗，面色潮红。

【证机概要】肺阴亏虚，肺失清润。

【治法】养阴润肺。

【代表方】沙参麦冬汤加减。

本方滋养肺胃，生津润燥，适用于肺胃阴虚之证。常用药：沙参、麦冬、玉竹滋养肺阴；天花粉、桑叶、甘草清热润燥。咳嗽甚者，加百部、款冬花肃肺止咳；咳血，加白及、仙鹤草、小蓟凉血止血；潮热，加地骨皮、银柴胡、秦艽、鳖甲养阴清热；盗汗，加五味子、乌梅、碧桃干敛阴止汗。

【针灸推拿选穴及操作方法】

针灸：太渊（平补肺气）、复溜（滋阴补肾）、尺泽（清热润肺）。

推拿：一指禅推太渊、尺泽，配合揉按太溪，以养阴润肺。

（2）心阴虚证

【症状】心悸，失眠，烦躁，潮热，盗汗，或口舌生疮，面色潮红。

【证机概要】心阴亏耗，心失濡养。

【治法】滋阴养心。

【代表方】天王补心丹加减。

本方益气滋阴，养心安神，适用于心阴虚证。常用药：生地黄、玄参、麦冬、天冬养阴清热；人参、茯苓、五味子、当归益气养血；丹参、柏子仁、酸枣仁、远志养心安神。火热偏盛而见烦躁不安，口舌生疮者，去当归、远志之辛温，加黄连、木通、淡竹叶清心泻火，导热下行；潮热，加地骨皮、银柴胡清退虚热；盗汗，加牡蛎、浮小麦敛汗止汗。

【针灸推拿选穴及操作方法】

针灸：主穴取心俞、厥阴俞，配穴选郄门、阴郄、太溪。

操作：心俞、厥阴俞针刺平补平泻，留针30分钟。郄门、阴郄针刺得气后行捻转或提插补法5分钟，使针下产生柔和的酸胀感后，再留针20~30分钟。太溪行补法，使针感向足底或小腿传导。

（3）脾胃阴虚证

【症状】口干唇燥，不思饮食，大便燥结，甚则干呕，呃逆，面色潮红。

【证机概要】脾胃阴伤，失于濡养。

【治法】养阴和胃。

【代表方】益胃汤加减。

本方养阴和胃，适用于脾胃阴虚之证。常用药：沙参、麦冬、生地黄、玉竹滋阴养液；白芍、乌梅、甘草酸甘化阴；谷芽、鸡内金、玫瑰花醒脾健胃。口干唇燥，津亏较甚者，加石斛、花粉滋养胃阴；不思饮食甚者，加麦芽、扁豆、山药益胃健脾；呃逆，加刀豆、柿蒂、竹茹降逆止呃；大便干结，用蜂蜜润肠通便。

【针灸推拿选穴及操作方法】

针灸：主穴取中脘、脾俞，配穴选足三里、三阴交、内庭。

操作：中脘、脾俞针刺平补平泻，留针30分钟。足三里、三阴交针刺得气后行捻转或提插补法5分钟，使针感向下传导，再留针20分钟。内庭行泻法，以清泻胃热。

（4）肾阴虚证

【症状】腰酸，遗精，两足痿弱，眩晕，耳鸣，甚则耳聋，口干，咽痛，颧红。

【证机概要】肾精不足，失于濡养。

【治法】滋补肾阴。

【代表方】左归丸加减。

本方滋补肾阴，适用于肾阴虚证。常用药：熟地黄、龟板胶、枸杞、山药、菟丝子、牛膝滋补肾阴；山茱萸、鹿角胶温补肾气，助阳生阴。遗精，加牡蛎、金樱子、芡实、莲须固肾涩精；潮热，口干咽痛，脉数，为阴虚火旺，去鹿角胶、山茱萸，加知母、黄柏、地骨皮滋阴泻火。五脏的阴虚在临床上均较常见，而以肾、肝、肺为主，且以肝肾为根本。

【针灸推拿选穴及操作方法】

针灸：复溜（滋阴补肾）、太溪（补肾阴）、肾俞（补肾气）、中极（通调水道）。

推拿：擦腰部肾俞至发热，配合按揉太溪、三阴交，以滋补肾阴。

4. 阳虚证

面色苍白或晦暗，怕冷，手足不温，出冷汗，精神疲倦，气息微弱，或有浮肿，下肢为甚，舌质胖嫩，边有齿印，苔淡白而润，脉细微、沉迟或虚大。

（1）心阳虚证

【症状】心悸，自汗，神倦嗜卧，心胸憋闷疼痛，形寒肢冷，面色苍白。

【证机概要】心阳不振，心气亏虚，运血无力。

【治法】益气温阳。

【代表方】保元汤加减。

本方益气温阳，适用于阳虚气弱之证。常用药：人参、黄芪益气扶正；肉桂、甘草、生姜温通阳气。心胸疼痛者，酌加郁金、川芎、丹参、三七活血定痛；形寒肢冷，为阳虚较甚，酌加附子、巴戟天、仙茅、仙灵脾、鹿茸温补阳气。

【针灸推拿选穴及操作方法】

针灸：主穴选内关、心俞、膻中，配穴选神门。

操作：内关、神门平补平泻，心俞、膻中配合温和灸 10~15 分钟（加强温通心阳、补益心气）。

（2）脾阳虚证

【症状】面色萎黄，食少，形寒，神倦乏力，少气懒言，大便溏薄，肠鸣腹痛，每因受寒或饮食不慎而加剧。

【证机概要】中阳亏虚，温煦乏力，运化失常。

【治法】温中健脾。

【代表方】附子理中汤加减。

本方益气温中健脾，适用于脾阳虚证。常用药：党参、白术、甘草益气健脾；附子、干姜温中祛寒。腹中冷痛较甚，为寒凝气滞，加高良姜、香附或丁香、吴茱萸温中散寒，理气止痛；食后腹胀及呕逆者，为胃寒气逆，加砂仁、半夏、陈皮温中和胃降逆；腹胀冷痛，便溏，完谷不化，为阳虚寒甚，加肉豆蔻、补骨脂、薏苡仁温补脾肾，涩肠除湿止泻。

【针灸推拿选穴及操作方法】

针灸：神阙（温补下焦）、关元（振奋阳气）、足三里（大补脾胃）、脾俞（直补脾虚）。

推拿：掌振神阙，配合擦命门、脾俞至发热，以温中散寒。

（3）肾阳虚证

【症状】腰背酸痛，遗精，阳痿，多尿或不禁，面色苍白，畏寒肢冷，下利清谷或五更泻泄。

【证机概要】肾阳亏虚，失于温煦，固摄无权。

【治法】温补肾阳。

【代表方】右归丸加减。

本方温补肾阳，适用于肾阳虚证。常用药：附子、肉桂温补肾阳；杜仲、山茱萸、菟丝子、鹿角胶温补肾气；熟地黄、山药、枸杞、当归补益精血，滋阴以助阳。遗精，加金樱子、桑螵蛸、莲须，或金锁固精丸以收涩固精；脾虚以致下利清谷者，减去熟地黄、当归等滋腻滑润之品，加党参、白术、薏苡仁益气健脾，渗湿止泻；命门火衰以致五更泄泻者，合四神丸温脾暖肾，固肠止泻；阳虚水泛以致浮肿，尿少者，加茯苓、泽泻、车前子，或合五苓散利水消肿；肾不纳气而见喘促短气，动则更甚者，加补骨脂、五味子、蛤蚧补肾纳气。阳虚常由气虚进一步发展而成，阳虚则生寒，症状比气虚重，并出现里寒的症状。阳虚之中，以心、脾、肾的阳虚为多见。由于肾阳为人身之元阳，所以心脾之阳虚日久，亦必病及于肾，而出现心肾阳虚或脾肾阳虚的病变。

【针灸推拿选穴及操作方法】

针灸：关元（培元固本）、肾俞（补肾气）、命门（补肾阳）、太溪（滋肾阴）。

推拿：擦督脉命门至腰阳关，配合按揉肾俞、太溪，以温补肾阳。

为了便于辨证和治疗，将虚劳归纳为气、血、阴、阳亏虚四类，但临床常有错杂互见的情况。一般来说，病程短者，多伤及气血，可见气虚、血虚及气血两虚之证；病程长者，多伤及阴阳，可见阴虚、阳虚及阴阳两虚之证。而气血与阴阳的亏虚既有联系，又有区别。津液精血都属于阴的范畴，但血虚与阴虚的区别在于：血虚主要表现血脉不充，失于濡养的症状，如面色不华、唇舌色淡、脉细弱等；阴虚则多表现阴虚生内热的症状，如五心烦热、颧红、口干咽燥、舌红少津，脉细数等。阳虚可以包括气虚在内，且阳虚往往是由气虚进一步发展而成。气虚表现短气乏力、自汗、食少、便溏、舌淡、脉弱等症；阳虚则症状进一步加重，且出现阳虚里寒的症状，如倦怠嗜卧、形寒肢冷、肠鸣泄泻、舌质淡胖、脉虚弱或沉迟。

（四）注意事项

1. 注意结合相关检查

虚劳是气血津液病证甚至是整个中医内科病证中涉及脏腑及表现证候最多的一种病证，也涉及西医学的多种疾病。由于病种的不同，其病情演变、治疗效果、发展预后等有较大的区别，有必要结合临床实际情况，进行相关的检查，以便全面地掌握病情，加强治疗的针对性，提高疗效。

2. 辨证要点

对虚劳的辨证，应以气血阴阳为纲，五脏虚候为目，提纲挈领。但由于气血同源，阴阳互根，五脏相关，在病理情况下，往往互相影响，由一虚而渐至多虚，由一脏而累及他脏，如气阴耗伤，肺肾气虚，心脾两虚，肝肾阴虚，脾肾阳虚，心肾阳虚，阴阳两虚等，使证候趋于复杂，临证必须有机联系，方能灵活应用。

3. 补血需兼补气

补血养血是治疗血虚的治则，但由于血为气之母，故血虚均会伴有不同程度的气虚症状，所以血虚不宜单用补血药，应适当配伍补气药，以达到益气生血的目的，当归补血汤即是益气生血的应用范例。正如《脾胃论》说：“血不自生，须得生阳气之药，血自旺矣。”黄芪、人参、党参、白术等药，为常选用的益气（进而生血）之药。

4. 在补阴补阳时注意阴阳互根

阴虚应补阴，阳虚应补阳，此为治疗常法，但须注意“阴阳互根”的问题。

正如《景岳全书·新方八略》说:“善补阳者,必于阴中求阳,则阳得阴助而生化无穷;善补阴者,必于阳中求阴,则阴得阳升而泉源不竭。”张景岳所制滋肾阴的左归丸及温肾阳的右归丸正体现了这一治疗原则。两方的大部分组成药物相同,均有补阳的菟丝子和鹿角胶,即是取其“阴中求阳”和“阳中求阴”之意。当然,左归丸中更有龟板胶滋阴,而右归丸中则有肉桂、附子温阳。

四、医案解要

薛爱国医案

陈某某,女,22岁。2019年8月26日初诊。

【主诉】身体困倦、腹胀2年余。

【病史】患者2年多前无明显诱因下开始出现腹胀,平素容易出现腹泻,自觉身体困倦,少气懒言,偶有头晕,无头痛,睡眠一般,易惊醒,小便清长。末次月经:2019年8月9日。否认“高血压病”“糖尿病”史,否认“肝炎”“结核”等传染病史,否认外伤、输血史。未婚未育。

【查体】神清,精神可,心、肺部查体未见异常。腹部稍胀,腹肌无紧张,无压痛反跳痛,肠鸣音正常。舌淡,苔白,脉沉细。

【诊断】

中医诊断:虚劳。

证候诊断:气血亏虚证。

西医诊断:慢性疲劳综合征。

【治法】益气健脾,和胃助运。

【处方】

1. 针刺:主穴取天枢、大横、脾俞、胃俞,配穴取足三里、阴陵泉、三阴交、合谷。操作:天枢、大横、阴陵泉、合谷均平补平泻,脾俞、胃俞、足三里行补法。以上穴位均留针30分钟。

2. 灸法:取腹部的神阙、关元、气海三穴行温和灸。

3. 中药方剂:香砂六君子汤加减5剂(熟党参15g、茯苓15g、白术20g、白扁豆10g、蒸陈皮10g、山药20g、砂仁10g后下、炙甘草5g、火炭母20g、黄芪30g、芡实15g)。

于2019年9月2日复诊,患者诉腹胀较前明显好转,睡眠也较前有所改善，身体仍感觉轻微困倦乏力，现无头晕头痛，大小便均正常。继续按原治疗处方予以巩固治疗。1 周后再电话随访，患者告知前诉的症状已全部改善，治疗效果满意。

【按】薛爱国认为此虚劳证型的病因一般有四大因素：①饮食因素（长期饮食不节，过食生冷、油腻或饥饱无常，损伤脾胃运化功能）；②劳逸失调（过度劳累或久病耗伤脾气，导致气血生化不足）；③禀赋不足（先天体质薄弱或年老体衰，脾胃阳气自然衰退，气机升降无力，加剧虚损状态）；④情志影响（忧思过度致气机郁结，影响脾主升清功能，加重气虚表现）。脾胃为后天之本，气血生化之源，脾胃气虚，中医将脾胃虚弱分为：脾气虚、脾阳虚、胃气虚、胃阴虚。脾气虚的症状主要是气短乏力，头晕，大便溏泻，容易出血，血色淡，甚至面色苍白；脾阳虚主要表现在胃腹冷痛，食生冷油腻就会腹痛腹泻，大便稀；胃气虚主要表现在胃胀，胃痛，呃逆，食少，饭后胀满；胃阴虚主要表现在虚火上炎，口干，容易饥饿，胃酸，隐痛不适，口舌生疮等。对于此患者的临床表现，结合中医的辨证论治，完全符合脾胃气虚的证型。针刺取天枢、大横，两穴分别为足阳明胃经和足太阴脾经在腹部常用的要穴，配合脾俞、胃俞两个背俞穴，能很好的达到调和脾胃的作用；足三里为益气健脾的要穴，行补法能更好的起到补脾胃之气的作用。而在神阙、关元、气海三穴行灸法，能更好的起到温脾胃之阳而化气的作用。对于本病案，针刺和艾灸并用，可以达到事半功倍的作用。

特色疗法

1. 督脉灸疗法

督脉灸是一种基于中医经络理论的特色疗法，通过对督脉及相关穴位的温热刺激，达到扶正祛邪、温阳散寒的效果。督脉作为人体重要的一条阳脉，贯穿脊柱中线，连接全身阳经，主一身之阳气。督脉灸通过温热作用，促进督脉气血流通，激发脏腑功能，尤其适用于寒湿型腰痛及肾虚型腰痛的治疗。督脉灸的操作过程严谨细致，通常选取大椎至腰俞段的督脉为施灸区域，辅以阿是穴及其他相关穴位。治疗前需清洁患者背部皮肤，然后将特制的姜泥或药物粉末均匀涂抹于督脉沿线，覆盖一层纱布以保护皮肤。之后，将艾绒置于纱布之上点燃，待患者感到温热但不灼痛时，继续施灸。每次艾绒燃尽后更换新艾绒，一般灸3~5次，全程治疗时间约为50分钟。督脉灸的治疗机制主要体现在三个方面：一是温通经络，改善督脉及周围组织的血液循环，缓解因寒湿阻滞引起的腰部僵硬和疼痛；二是补益肾气，通过刺激督脉上的命门、肾俞等穴位，增强肾脏功能，减轻因肾虚导致的腰膝酸软症状；三是调节免疫功能，督脉灸能够激发机体自我修复能力，提升抗病能力。

2. 护心灸

护心灸法主要应用中药与中医经络学理论，选用适当的药物（腹泻、腹胀、失眠等协定方）制成药丸，通过贴敷、灸、熏、蒸于背部、脐部腧穴及其周围皮肤，刺激相关部位腧穴，达到疏通经络、祛风散邪、健脾和胃、行气解郁，宁心安眠之功效。操作方法：选用郁金粉10g、石菖蒲粉6g与水按15g∶5ml的比例调成糊状，捏成每枚约3g的药丸备用。姜搅拌成细小的颗粒状；将艾绒塑形为高度约5厘米的半球状备用。暴露脐部，铺洞巾，将配制好的药丸放置予神阙穴上，以神阙穴为中心，将隔灸器用物放置于腹部，将生姜碎和艾绒放置于隔灸器上。点燃艾绒，观察艾绒燃烧情况，等明火熄灭后放置于患者脐部。治疗时间约25分钟。注意询问患者感受及热感。操作完毕后擦净局部皮肤，协助患者着衣，安排舒适体位。勿丢弃药丸，使用医用穴位贴继续贴敷神阙穴，贴敷留置时间24小时。注意观察和记录患者局部皮肤情况及自我感受。

五、预防调摄

1. 消除病因，防微杜渐

虚劳的预防需以消除致病因素为核心，包括避免先天禀赋不足、后天失养、劳倦过度、久病失治等诱因。例如，先天不足者可通过后天调养弥补，劳逸结合避免过度消耗，及时治疗慢性疾病防止迁延成虚劳。

2. 避风寒，适寒温

虚劳患者正气不足，易受外邪侵袭，需注意冷暖防护，减少感冒发生。日常应顺应四季气候变化，适时增减衣物，避免汗出当风或久处寒湿环境。

3. 调饮食，戒烟酒

气血生化依赖脾胃运化，饮食需以营养丰富、易消化为原则，忌辛辣厚味、生冷油腻之物。推荐山药、红枣、桂圆等补益食材，戒烟酒以减少对正气的损耗。

4. 慎起居，适劳逸

保持规律作息，避免熬夜及过度劳累。根据体质选择散步、太极拳、八段锦等温和运动，病情较轻者可适度工作学习，但需节制房事以防精气耗损。

5. 舒情志，少烦忧

情志失调易致气阴耗伤，需保持情绪稳定，通过冥想、音乐等方式缓解压力。避免长期焦虑、抑郁等负面情绪，以维护脏腑气血平衡。

6. 避免烦劳过度与饮食不节

过度劳神、纵欲或暴饮暴食会直接损伤心脾肾等脏腑，需节制欲望，饮食定时定量，避免酗酒及不节饮食。

第八章　失眠

一、概　　述

不寐，即失眠，是以经常不能获得正常睡眠为特征的一类病证，指患者排除各种疾病（如抑郁症、精神分裂症、心功能不全等）后，经常（持续2周以上）睡眠时间和/或睡眠质量不能得到满足，从而影响日间社会功能的一种主观体验，如总睡眠时间不足、入睡困难、睡眠维持障碍、多梦、早醒等，导致白天疲劳感或注意力降低等。

中医古籍中多称"目不瞑""不得眠""不得卧"等，首见于《黄帝内经》。《灵枢·邪客》云："卫气昼行于阳，夜行于阴……阳气尽，阴气盛，则目瞑；阴气尽而阳气盛，则寤矣。"失眠多因情志失调、饮食不节、劳逸失度、久病体虚等，导致脏腑功能紊乱，气血失和，阴阳失调，阳不入阴而发病。现代医学中的神经衰弱、焦虑症、更年期综合征等疾病出现失眠症状时，可参考本病辨证论治。

失眠与个体心理应激、身体状况、社会应激等因素密切相关，所以干预原则主要是去除影响睡眠的各种因素，干预方式应采取早发现、早诊断、早处理，进行自我健康教育，调畅情志，均衡饮食，适量运动，改善睡眠环境等综合干预方式。干预方案还应注重干预对象个体体质类型等个性化因素，结合实际情况，辨证调理。

二、病因病机

失眠病位主要在心，与肝、脾、肾密切相关。其病机总属阳盛阴衰，阴阳失交，具体可分为虚实两类：实者多因肝郁化火、痰热扰心、胃气不和等；虚者多因心脾两虚、心胆气虚、心肾不交等。岭南地区气候湿热，加之生活节奏快，情志易郁，痰热与肝火交织为患者尤为多见。

1. 肝火扰心

肝为刚脏，体阴用阳，若情志抑郁或急躁易怒，肝气郁结化火，火性上炎，扰动心神,肝火亢盛亦可上扰清窍。

2. 痰热扰心

岭南地区湿热蕴结,饮食不节或思虑过度伤脾,脾失健运,痰湿内生,郁久化热,痰热上蒙清窍,扰乱心神,如《岭南卫生方》所言"阴湿之气常盛",痰热为患尤多。

3. 胃气失和

饮食不节,脾胃受损,宿食停滞,胃气不和,"胃不和则卧不安"(《素问·逆调论》),浊气上逆,扰乱心神。

4. 瘀血内阻

跌扑损伤或情志不畅致气滞血瘀,瘀阻脉络,气血不能上荣,心神失养,如《医林改错》云"夜睡梦多,血瘀也"。

5. 心脾两虚

思虑劳倦,损伤心脾,气血生化不足,心神失养,如《灵枢·口问》言"上气不足",清阳不升,脑失所养。

6. 心胆气虚

素体虚弱或暴受惊吓,心胆气虚,神魂不安,如叶天士所言"土虚木摇",中焦虚寒,风阳内动。

7. 心肾不交

肾阴亏虚,不能上济心火,心火独亢,水火失济,如《灵枢·海论》云"髓海不足则脑转耳鸣",肾精亏虚,髓海失充,虚火扰神。

三、辨证论治

失眠发病多因情志失调、饮食不节、劳逸失度或久病体虚所致,病机总属阴阳失衡,心神失养。临床需辨明虚实,实证多责之于肝火、痰热、瘀血等邪扰心神,虚证多因心脾两虚、阴虚火旺、心胆气虚等所致,治疗当以调和阴阳,安神定志为总则。

(一)肝火扰心证

【症状】突发失眠,性情急躁易怒,不易入睡或入睡后多梦惊醒,胸胁胀闷,善太息,口苦咽干,头晕头胀,目赤耳鸣,便秘溲赤,舌质红苔黄,脉弦数。

【治法】疏肝解郁,清热泻火。

【方药】龙胆泻肝汤加减。

龙胆草 6g，黄芩 9g，栀子 9g，柴胡 9g，生地黄 12g，车前子 9g（包煎），泽泻 9g，当归 6g，甘草 3g。

加减：失眠甚者，加酸枣仁、夜交藤；头痛目赤，加菊花、夏枯草；便秘，加大黄、芒硝。

食疗：菊花决明茶（菊花 10g、决明子 15g，沸水冲泡代茶饮）。

【针灸选穴及操作方法】

主穴：太冲、行间、肝俞、神门、内关；配穴：风池、百会、三阴交。

操作：太冲、行间施以泻法，肝俞平补平泻，神门、内关留针 30 分钟。肝火旺盛者可在耳尖点刺放血 20~30 滴。

（二）痰热扰心证

【症状】失眠时作，噩梦纷纭，易惊易醒，头目昏沉，脘腹痞闷，口苦心烦，饮食少思，口黏痰多，舌质红苔黄腻或滑腻，脉滑数。

【治法】清热化痰，和中安神。

【方药】温胆汤加减。

竹茹 12g，枳实 9g，半夏 9g，陈皮 9g，茯苓 12g，黄连 6g，远志 6g，甘草 3g。

加减：痰多胸闷，加瓜蒌、胆南星；腹胀纳呆，加焦山楂、莱菔子。

食疗：薏苡仁赤小豆粥（薏苡仁 30g、赤小豆 20g，煮粥食用）。

【针灸选穴及操作方法】

主穴：丰隆、中脘、内关、神门；配穴：脾俞、足三里。

操作：丰隆、中脘用泻法，内关、神门平补平泻，配合丰隆穴拔罐留 5 分钟以化痰热。

（三）胃气失和证

【症状】失眠多发生在饮食后，脘腹痞闷，食滞不化，嗳腐酸臭，大便臭秽，纳呆食少，舌质红苔厚腻，脉弦或滑数。

【治法】消食导滞，和胃安神。

【方药】保和丸加减。

焦山楂 12g，神曲 9g，莱菔子 9g，茯苓 12g，陈皮 9g，半夏 9g，连翘 6g，甘草 3g。

加减：腹胀甚者，加厚朴、枳实；便秘，加槟榔、大黄。

食疗：山楂麦芽饮（山楂 10g、炒麦芽 15g，煎水代茶）。

【针灸选穴及操作方法】

主穴：中脘、足三里、内关、公孙；配穴：天枢、梁门。

操作：中脘、足三里用泻法，公孙平补平泻，配合天枢温和灸 10 分钟以调和胃气。

（四）瘀血内阻证

【症状】失眠日久，躁扰不宁，胸不任物，胸任重物，夜多惊梦，夜不能睡，夜寐不安，面色青黄，或面部色斑，胸痛、头痛日久不愈，痛如针刺而有定处，或呃逆日久不止，或饮水即呛，干呕，或内热瞀闷，或心悸怔忡，或急躁善怒，或入暮潮热，舌质暗红、舌面有瘀点，唇暗或两目暗黑，脉涩或弦紧。

【治法】活血化瘀，通络安神。

【方药】血府逐瘀汤加减。

桃仁 9g，红花 6g，当归 9g，川芎 9g，赤芍 9g，柴胡 6g，桔梗 6g，酸枣仁 15g，甘草 3g。

加减：头痛，加全蝎、地龙；心悸，加丹参、柏子仁。

食疗：丹参红枣茶（丹参 10g、红枣 5 枚，煎水饮用）。

【针灸选穴及操作方法】

主穴：膈俞、血海、内关、神门；配穴：三阴交、太冲。

操作：膈俞、血海用泻法，配合皮肤针叩刺至局部潮红，隔日 1 次。

（五）心脾两虚证

【症状】不易入睡，睡而不实，多眠易醒，醒后难以复寐，心悸健忘，神疲乏力，四肢倦怠，纳谷不香，面色萎黄，口淡无味，腹胀便溏，舌质淡苔白，脉细弱。

【治法】益气健脾，养心安神。

【方药】归脾汤加减。

黄芪 15g，党参 12g，白术 9g，当归 9g，酸枣仁 15g，远志 6g，龙眼肉 9g，甘草 6g。

加减：血虚甚者，加熟地黄、白芍；腹胀，加砂仁、木香。

食疗：茯苓枣仁粥（茯苓 20g、酸枣仁 10g、粳米 100g，煮粥食用）。

【针灸选穴及操作方法】

主穴：心俞、脾俞、神门、足三里；配穴：三阴交、百会。

操作：心俞、脾俞用补法，足三里施灸20分钟以温补气血。

（六）心胆气虚证

【症状】心悸胆怯，不易入睡，寐后易惊，遇事善惊，气短倦怠，自汗乏力，舌质淡苔白，脉弦细。

【治法】益气镇惊，安神定志。

【方药】安神定志丸加减。

人参6g，茯苓12g，远志6g，酸枣仁15g，石菖蒲9g，龙骨15g（先煎），牡蛎15g（先煎）。

加减：自汗，加浮小麦、五味子；惊悸甚者，加琥珀粉（冲服）。

食疗：灵芝远志茶（灵芝10g、炙远志5g，沸水冲泡饮用）。

【针灸选穴及操作方法】

主穴：胆俞、心俞、神门、丘墟；配穴：内关、百会。

操作：胆俞、心俞用补法，丘墟平补平泻，配合百会温和灸10分钟。

（七）心肾不交证

【症状】夜难入寐，甚则彻夜不眠，心中烦乱，头晕耳鸣，潮热盗汗，男子梦遗阳痿，女子月经不调，健忘，口舌生疮，大便干结，舌尖红少苔，脉细。

【治法】交通心肾，滋阴安神。

【方药】交泰丸合天王补心丹加减。

黄连6g，肉桂3g，生地黄20g，玄参12g，丹参15g，柏子仁15g，五味子9g，茯神15g。

加减：口舌生疮，加莲子心3g、竹叶卷心6g；便秘，加火麻仁15g、郁李仁12g。

食疗：百合莲子羹（百合30g、莲子20g，炖煮加冰糖）。

【针灸选穴及操作方法】

主穴：太溪（补）、神门（平补平泻）、通里（平补平泻）；配穴：肾俞（补）、心俞（补）。

操作：太溪、肾俞用温针灸，每穴灸3壮以引火归元。

四、医案解要

（一）石学敏医案

刘某，女，22岁。2014年1月28日初诊。

【病史】患者半年前因情志不遂致失眠，精神不振，伴情绪低落、兴趣减退、周身乏力。曾于美国求治，西医诊断为失眠，予药物（具体不详）治疗无效。现症见失眠，入睡困难，夜间易醒，情绪低落，精神萎靡，纳可，二便调。

【刻下症】神清，面色无华，舌质淡，苔薄白，脉弦细。血常规未见异常。

【诊断】

西医诊断：失眠。

中医诊断：不寐。

证候诊断：心肾不交，阴虚火旺。

【治法】滋阴补肾，交通心肾，疏肝解郁。

【治疗方案】

1. 针刺取穴：百会、四神聪、印堂、内关（双）、合谷（双）、三阴交（双）、太溪（双）、太冲（双）、中脘、天枢（双）、气海、关元。

2. 操作手法：百会、四神聪直刺 0.3 寸，施捻转补法；印堂斜刺 0.5 寸，行小幅度高频率补法；内关、合谷、太冲提插捻转泻法；中脘、天枢、气海、关元直刺 1.5~2 寸，行提插补法；三阴交、太溪直刺 1~1.5 寸，提插补法。

3. 辅助疗法：督脉及膀胱经拔罐，每周 2 次。

4. 中药：胶藕胶囊（主要成分：阿胶、藕节、酸枣仁等），每次 6 粒，每日 2 次。

【二诊】治疗 3 次后，夜间睡眠时间延长至 7 小时，情绪稍缓。

【三诊】续治 3 次，精神转佳，睡眠达 8 小时，情绪平稳。

【随诊】巩固治疗 3 次，失眠未再复发，随访半年无反复。

【按】不寐一证，《灵枢・大惑论》云："卫气不得入于阴，常留于阳，留于阳则阳气满……不得入于阴则阴气虚，故目不瞑矣。"本案患者因情志郁结，肝失疏泄，久则耗伤肾阴，心火偏亢，致心肾不交，阳不入阴。石教授治以滋阴补肾、引火归元，辅以疏肝调神。取百会、四神聪升举清阳、安神定志；内关、太冲疏肝解郁；三阴交、太溪滋肾水以制心火；中脘、天枢调理中焦，助气血生化；气海、关元培补元气，使阴阳相济。佐以胶藕胶囊养血安神，契合"补其不足，泻其有余"之旨。针药并施，终使阴阳调和，寐寤如常。

（二）符文彬医案

林某某，女，50 岁。2016 年 3 月 19 日初诊。

【病史】失眠反复发作10年余。患者因10年前儿子意外致残后精神压力剧增，思虑过度，发为入睡困难，多梦易醒，伴头重头胀，记忆力减退，情绪紧张易怒，自觉压抑低落。曾于社区医院服艾司唑仑片、右佐匹克隆，症状反复，遇劳累或情志不遂则加重，时有心悸，口干，纳差，二便尚调，已绝经。多次中西医治疗未愈。

【刻下症】失眠难寐，梦多易醒，头重头胀，情绪抑郁，心悸口干，纳呆，舌暗淡苔白腻，脉弦细尺弱。

【诊断】

西医诊断：失眠。

中医诊断：不寐。

证候诊断：肝气郁结，脑神失养，兼心胆气虚。

【治法】疏肝解郁，宁脑安神，调和心胆。

【治疗方案】

1. 针刺：百会、印堂、水沟、承浆（调神醒脑）；引气归元（中脘、下脘、气海、关元）、外关、足临泣、合谷、太冲（均双侧，疏肝理气，通调三焦）。

2. 发泡灸：引气归元、四花、足窍阴、涌泉（双），各2壮（温阳通络，引火归元）。

3. 刺络：大椎、心俞（双）、膈俞（双）（活血祛瘀，清心除烦）。

4. 埋针：心俞（双）、胆俞（双）（巩固疗效，安神定志）。

每周治疗2次，7日为一疗程。

【二诊】治疗1周后，入睡时间缩短，心悸减轻，情绪稍缓，舌脉同前。效不更方，继守原法，加强印堂、四关行气力度。

【三诊】治疗10次后，入睡明显改善，夜寐安稳，醒后可复眠，头胀消除，情绪转佳，纳食渐增。

【随诊】嘱其调畅情志，续以原方隔周巩固，随访半年未复发。

【按】不寐之证，《黄帝内经》有“胃不和则卧不安”“阳气不得入于阴”之论，符教授认为本病病位在脑，与肝密切相关。肝主疏泄，调畅气机，情志怫郁则肝失条达，气机壅滞，上扰脑神而致神不守舍。此患者因长期忧思，肝气郁结，胆失决断，兼心气不足，故见寐差、心悸、脉弦细尺弱。治以“四关穴”（合谷、太冲）疏肝解郁，外关配足临泣通调少阳枢机；引气归元方补益先后天之本，调和脏腑；百会、印堂属督脉要穴，可升清降浊、宁脑安神。刺络大椎、心俞以泄郁热，埋针心俞、胆俞则取“心主神明”“胆主决断”之意，使神有所归。诸法相合，共奏疏肝解郁、调和气血、安神定志之效，故获良效。

（三）罗树雄医案

黄某某，女，47岁，2023年7月31日初诊。

【病史】失眠反复发作2年余，加重半年。患者自2021年初无明显诱因出现入睡困难，眠浅易醒，多梦，伴潮热盗汗，需依赖安眠药（阿普唑仑片、酒石酸唑吡坦片等）助眠。近半年症状加重，入睡需1小时，夜间易醒，醒后难复眠，总睡眠时长约5小时，伴月经不调、经量减少，精神疲倦，夜尿频，大便黏。曾接受西医治疗，效果不显，遂转求针灸。

【刻下症】入睡困难，眠浅易醒，多梦，潮热盗汗，神疲乏力，月经量少，夜尿频，大便黏，舌淡红，苔薄白，脉细。

【诊断】

西医诊断：睡眠障碍、围绝经期综合征。

中医诊断：不寐。

证候诊断：肝肾亏虚。

【治法】调补肝肾，宁心安神，平衡阴阳。

【治疗方案】

1. 普通针刺：取穴百会、四神针、印堂、内关、神门、合谷、太冲、三阴交、阳陵泉、引气归元、公孙、子宫。操作：印堂行快速捻转法；百会、太冲、公孙、子宫行小幅度捻转泻法；内关行提插补法；神门行捻转补法；合谷、三阴交、引气归元行提插补法；阳陵泉行平补平泻法。留针30分钟，间隔15分钟行针1次。

2. 耳穴贴压：取神门、心、肝、肾、枕、神经衰弱点、多梦区，双耳交替贴压。

3. 穴位贴敷：岭南天灸失眠方贴敷肺俞、心俞、肝俞、肾俞，每次选4穴。

4. 平衡火罐：首周疏通督脉及膀胱经，次周起配合腹部艾盒灸，每周1次。

5. 调摄：规律作息，避免睡前刺激，改善睡眠环境，配合沐足助眠。

【二诊】治疗2周后，入睡时间缩短至30分钟，夜醒次数减少，潮热减轻，PSQI评分降至12分。加用命门、至阳穴贴敷以温肾固本。

【三诊】治疗6周后，睡眠时长增至6小时，潮热盗汗基本消失，月经量略增，PSQI 评分降至 5 分。调整针刺频率为每周 2 次，巩固疗效。

【四诊】 治疗 12 周后，睡眠质量稳定，PSQI 评分 3 分，阿森斯量表 0 分，临床治愈。嘱间断耳穴贴压以防复发。疗效评价：治疗前 PSQI 19 分（睡眠质量极差），阿森斯量表 7 分（失眠）。治疗后 PSQI 3 分（睡眠质量优），阿森斯量表 0 分（无睡眠障碍），总有效率 84.2%，达临床治愈。

【按】 不寐一病，责之阴阳失交、神魂不安。本案患者年近七七，天癸将竭，肾精亏虚，肝血不足，致虚阳浮越、心肾不交。故取百会、印堂通督安神；四关穴（合谷、太冲）疏肝理气；三阴交、引气归元滋肾养肝；内关、神门宁心安神；辅以天灸温补背俞，火罐调和气血。诸法共奏滋阴潜阳、交通心肾之效，契合《灵枢》“用针之要，在于知调阴与阳”之旨。围绝经期失眠本虚标实，治疗当以调肝肾为核心，辅以心理疏导及生活调摄，方能标本兼治。本案以“疏肝调神”针法为主，整合针灸、火罐、贴敷等法，体现“一针二灸三巩固”阶梯模式，通过调节下丘脑垂体卵巢轴，改善内环境，疗效显著。围绝经期失眠治疗需注重疗程持续性，兼顾身心调理，此乃中医整体观之精髓。

名家验方

宁神调心针灸方（符文彬方）

主穴：百会、印堂、承浆、廉泉、安眠、心俞、列缺、照海、申脉。

功效：宁心安神，调和阴阳。

主治：失眠诸证，症见难以入寐、易醒多梦、心悸不安、神疲健忘，或兼见烦躁口苦、头晕目眩，脉弦细数。

加减配穴：心脾两虚证，加脾俞、足三里，以健脾养血；阴虚火旺证，加肾俞、肝俞，以滋水涵木；心虚胆怯证，加胆俞、丘墟，以壮胆定志；痰热内扰证，加丰隆、大陵，以清热化痰；肝郁化火证，加大陵、肝俞，以疏肝泻火；难入睡者，加肾俞、胆俞，以固本潜阳；易早醒者，加肝俞、肺俞或四关穴（合谷、太冲），以调畅气机；多梦者，加中冲，以清心除烦；顽固性失眠者，加引气归元（中脘、气海）、气穴、气旁，以培元固本。

刺灸法：

主穴操作：百会、印堂、承浆、廉泉、安眠、列缺、申脉用平补平泻法；

照海用补法，心俞用泻法。辨证配穴：虚证（心脾两虚、心虚胆怯），可配合温针灸或艾灸；实证（阴虚火旺、痰热内扰、肝火扰心），于背俞穴刺络放血，以泻实热。

其他刺灸技术：

（1）耳针技术：取神门、皮质下、心、肾、肝、脾、胆等穴，以揿针埋藏，每周更换1次，用于巩固疗效。

（2）皮肤针/磁圆针技术：沿项背至腰骶部督脉及足太阳经第一侧线皮部轻叩，以疏通经络，适用于复杂证型。

（3）天灸技术：以交泰丸（黄连、肉桂）研末，米醋调膏，睡前贴敷涌泉穴，晨起取下，适用于轻证失眠。

（4）精灸技术：选安眠、肺俞、四花（膈俞、胆俞）、脾俞、命门、引气归元、涌泉等穴，以艾炷精灸，每穴3壮，适用于虚证失眠。

按：失眠一证，总因阴阳失交、心神不宁。此方以督脉、心经及背俞穴为主，重在调神定志。百会为诸阳之会，配印堂可升清降浊；承浆、廉泉通任脉，引阴气上承；安眠为经验效穴，列缺、照海、申脉属八脉交会穴，共调阴阳。加减法中，背俞穴配伍尤重脏腑辨证，如肝俞泻火、肾俞滋阴，暗合“实则泻其子，虚则补其母”之旨。于是早年多用传统配穴如神门、三阴交等，然临床见顽固不寐者，需兼调气机、固根本，故增引气归元等穴，疗效更彰。刺络放血法源自《黄帝内经》“菀陈则除之”，针对火郁、痰阻之实证，可速祛邪热，此方经多年验证，标本兼顾，较单用镇静安神之法更为周全。

特色疗法

1.“一针二灸三巩固”整合针灸模式

符文彬教授提出的“一针二灸三巩固”整合针灸模式，是一种结合多种针灸技术、针对复杂疾病和疑难病症设计的阶梯式治疗方案。该模式强调“整合医学”理念，通过针刺、艾灸、刺络拔罐、埋针等技术的有机组合，实现标本兼治、疗效巩固的目标。

"一针"指毫针针刺技术，以调气、通络、疏肝调神为核心。"二灸"指以精灸技术为主，注重温补阳气、引火归元。常用穴位包括：背俞穴如肺俞、肾俞、命门等，用于温补脾肾、调和气血；特定组合如"四花穴"（膈俞+胆俞），通过气血双调改善筋脉拘挛；引气归元组穴（中脘、下脘、气海、关元），固本培元、通调任督。"三巩固"指通过刺络拔罐、皮内针埋针、耳针等技术巩固疗效。刺络拔罐：多在背俞穴（如心俞、肝俞）放血，泄热排瘀，适用于热毒或气滞血瘀证。埋针与耳针：如神堂、俞府埋针持续刺激，耳穴心、胆、肾交替贴压，维持长期疗效。

"一针二灸三巩固"的核心思想是整合医学、调神为先、标本兼治。融合针灸、药物、康复等多学科优势，针对疾病不同阶段（急性期、缓解期、巩固期）灵活调整方案。强调"凡刺之法，必先本于神"，通过调神促进脏腑功能恢复。

"一针二灸三巩固"的模式优势与创新点包括疗效叠加：通过多技术协同（如针刺调气、艾灸温补、刺络祛瘀），实现"1+1+1>3"的整合效应；减少副作用：相比西药（如抗抑郁药、激素），针灸治疗不良反应更少，尤其适合长期调理；个体化治疗：根据疾病分期（如急性期重刺络，缓解期重埋针）和体质差异灵活调整方案；理论创新：突破传统单一疗法，提出"心胆论治""从阳论治"等新思路，拓展针灸适应证。

2. 护心灸

护心灸法主要应用中药与中医经络学理论，选用适当的药物（腹泻、腹胀、失眠等协定方）制成药丸，通过贴敷、灸、熏、蒸于背部、脐部腧穴及其周围皮肤，刺激相关部位腧穴，达到疏通经络、祛风散邪、健脾和胃、行气解郁、宁心安眠之功效。

操作方法：选用郁金粉 10g、石菖蒲粉 6g 与水按 15g : 5ml 的比例调成糊状，捏成每枚约 3g 的药丸备用。姜搅拌成细小的颗粒状；将艾绒塑形为高度约 5cm 的半球状备用。暴露脐部，铺洞巾，将配制好的药丸放置予神阙穴上，以神阙穴为中心，将隔灸器用物放置于腹部，将生姜碎和艾绒放置于隔灸器上。点燃艾绒，观察艾绒燃烧情况，等明火熄灭后放置于患者脐部。治疗时间约25分钟。注意询问患者感受及热感。操作完毕后擦净局部皮肤，协助患者着衣，安排舒适体位。勿丢弃药丸，使用医用穴位贴继续贴敷神阙穴，贴敷留置时间24小时。注意观察和记录患者局部皮肤情况及感受。

3. 平衡火罐

平衡火罐源于火罐疗法，是以中医的基本理论为基础，在传统罐法的基础上配合热疗、推拿等多种物理刺激达到温经通络、祛邪外达的疗效，从而激发人体阳气，调和脏腑，平衡阴阳。

平衡火罐联合运用闪罐、揉罐、走罐、抖罐、留罐等手法，取穴以督脉及膀胱经的背俞穴为主，激活背部皮下隐藏的大量“沉睡”的免疫细胞，调节脏腑气机，平衡阴阳，并通过经络传至大脑，以达到自我修复、自我调节的绿色非药物疗法。具有温经散寒、祛风除湿、清热泻火、行气通络、平衡阴阳、调和气血等功效，能有效改善身体亚健康状态，且操作简便、无损伤，患者易接受，疗效显著，无副作用，易于普及。

普通的拔罐以泻为主，平衡火罐则利用特定的温补行罐手法，使施治过程泄中有补、补中有泄，能发挥其最大功效并且不损伤人体正气。

操作方法：

（1）评估患者病情、既往史、意识、活动能力、有无感觉迟钝/障碍，患者体质，以及实施拔罐处的皮肤有无破损和伤口、对疼痛的耐受程度、心理状况。

（2）拔罐部位、体位。选择肌肉较丰满的背部，骨骼凹凸不平和毛发较多处不宜拔罐。根据患者情况选择俯卧位或俯坐卧位。

（3）罐具选择。根据患者体型及治疗需要选择所需玻璃罐的型号，数目。

（4）平衡火罐疗法的操作步骤包括闪罐、揉罐、走罐、抖罐、留罐五个步骤。①闪罐：在背部两侧膀胱经及督脉分别闪罐3个来回，一个从背部右上向下闪罐，一个从背部左下向上闪罐，最后在督脉中间汇合，左升右降符合人体气机升降规律。②揉罐：闪罐至火罐温热时，将火罐沿两侧膀胱经走向揉背部 3 次，揉罐前先在操作者前臂内侧试温，温度合适再在患者背部皮肤试温，以免烫伤。③走罐：涂适量的润滑油于背部，沿督脉及膀胱经走罐，走罐顺序为近侧膀胱经第二侧线→近侧膀胱经第一侧线→督脉→对侧膀胱经第一侧线→对侧膀胱经第二侧线，每条经络走 3 个来回，整个背部走 3 遍，推罐吸力适中，以皮肤起红晕为度。④抖罐：沿背部两侧膀胱经分别抖罐 3 个来回，频率要达到 100~120 次 /min。⑤留罐：在大椎穴及两侧膀胱经坐罐 5~10 分钟。根据不同的病种，可取穴：心俞（双）、肝俞（双）、脾俞（双）、肺俞（双）、肾俞（双）等。

（5）治疗频次：每周 12 次，根据患者病情而定。

（6）揉罐前要先在操作者前臂内侧试温，以免烫伤。

（7）拔罐过程中要随时询问患者感受，走罐及留罐时，注意罐内负压，局部皮肤以紫红色为度，若患者感觉疼痛、过紧，应及时起罐。

（8）寒冷季节，应将玻璃罐预热，当罐与皮肤温度相近时再拔罐。

（9）拔罐时注意不要使患者受冷受风，以免感冒。治疗后 46 小时内避免沐浴、游泳。

五、预防调摄

1. 导引养生

气功是中医“治未病”理念的重要实践，通过调息、导滞、疏经达到防治失眠目的。基础调理原则如下。

（1）三调合一：调身（姿势）、调息（呼吸）、调心（意念）。

（2）顺应四时：春练静功以升发阳气，秋练动功以收敛神志。

（3）动静相宜：日间可选八段锦、太极拳，睡前宜用放松功。

2. 居家按摩

（1）头部按摩：晨起用木梳从前向后梳理百会穴至风池穴 100 次；睡前揉按太阳穴（顺时针 50 次 + 逆时针 50 次）。

（2）足底反射区刺激：每日用拇指推按涌泉穴至发热；搓揉足三里、三阴交各 3 分钟。

3. 饮食调理

（1）心脾两虚型的食疗原则：健脾益气，养心安神；推荐食谱：人参茯苓粥、龙眼莲子汤。

（2）阴虚火旺型的食疗原则：滋阴降火，交通心肾；推荐食谱：麦冬石斛茶、百合莲子羹。

（3）痰热内扰型的食疗原则：清热化痰，和中安神；推荐食谱：竹茹陈皮茶、冬瓜薏米汤。

饮食禁忌：睡前忌食咖啡、浓茶、辣椒、羊肉等辛燥温热食物；限制摄入巧克力、可乐等含咖啡因制品；建议晚餐以色氨酸丰富的食物为主（如小米粥、香蕉）。

4. 起居有常

（1）子午觉养生：23：00—1：00（子时）保证深度睡眠，11：00—13：00（午时）小憩20~30分钟。

（2）光照调节：日间保证30分钟以上日光照射，睡前1小时避免强光刺激，使用暖光照明。

（3）建立睡眠仪式：固定就寝时间，睡前进行20分钟冥想或沐足，卧室温度控制在20~24℃，湿度40%~60%。

（4）数字设备管理：睡前1小时停用电子设备；手机设置“夜间模式”过滤蓝光。

第九章　胃肠道功能紊乱

一、概　　述

胃肠道功能紊乱是指胃肠道的结构及其功能没有明显的器质性病变，但却表现出与消化、吸收、排泄相关的症状，如腹痛、腹泻、便秘、食欲减退、消化不良等。胃肠道功能紊乱的患者数量日益增加，是生活方式、心理因素及环境影响等多重因素共同作用的结果。这种状态在现代医学中也被称为功能性胃肠病，常涉及肠易激综合征、消化不良等。中医对应范畴为“痞满”“胃脘痛”“泄泻”“便秘”等，中医辨证需注重“脏腑相关”，如肝郁克脾、心火扰胃、肾阳不温等复合病机，治疗应灵活运用经方与时方，结合针灸、食疗、情志调摄等综合疗法。中医治疗在调节脑 - 肠轴、改善肠道菌群方面的优势，为临床提供了更广阔的应用前景。

二、病因病机

本病病因病机复杂，多与饮食不节、情志失调、脏腑功能失衡及外邪侵袭密切相关。中医强调“脾胃为后天之本”，认为脾胃气机升降失常是核心病机，涉及肝、心、肾等多脏器的协同失调，具有本虚标实、寒热错杂的特点。

在浩若繁星的中医理论中，脾胃学说是精髓之一。《黄帝内经》《伤寒论》等经典都有专门论述。邱健行，我国杏林巨擘，岭南脾胃病学开拓者，在《岭南脾胃论》中指出岭南因地跨亚热带，气候炎热湿润，人易受热也易受湿。又有食蚌、蛇、鱼、蛤等腥味之物的习俗，易积滞不化，湿热上火，这些都可能使脾胃失调，或虚或实或寒或热，进而导致痞满等。

1. 肝郁脾虚，气机失和

《素问・六元正纪大论》云：“木郁之发，民病胃脘当心而痛。”肝主疏泄，脾胃纳运有赖肝气条达。若情志不遂、忧思恼怒，则肝气郁结，横逆犯胃，导致胃失和降，症见脘腹胀痛、嗳气反酸；肝郁化火，灼伤胃阴，则见口干、便秘；脾胃虚弱者，运化无力，湿浊内生，与肝郁相合，形成虚实夹杂之证，如腹胀便溏，情绪波动则加重症状。

2. 脾胃虚弱，升降失司

脾主升清，胃主降浊，二者为气机升降之枢。饮食不节（过食生冷、肥甘厚味）、劳倦过度或久病伤脾，均可致脾胃虚弱。脾虚则清气不升，水谷不化，见纳呆、便溏；胃弱则浊阴不降，气滞中焦，发为脘痞、呕吐。岭南地区湿热气候尤易困脾，湿邪与内虚相搏，形成痰湿中阻之证，表现为头身困重、舌苔厚腻。

3. 心脾两虚，气血失养

心主血脉，脾胃为气血生化之源。《黄帝内经》言："心生血，血生脾。"若思虑过度，暗耗心血，心阳不振，则脾胃失于温煦，运化无权，气血生化不足，症见心悸、乏力、腹泻；反之，脾胃虚弱则心血亏虚，形成恶性循环。现代快节奏生活中心理压力大，常致心脾同病，表现为焦虑失眠与胃肠症状并存。

4. 寒热错杂，阴阳失衡

外感寒邪或过食生冷，可致中焦虚寒，症见腹痛喜温、腹泻清稀；若寒郁化热，或素体阴虚，则形成上热下寒（如胃热肠寒）或寒热互结之证，表现为口苦咽干与腹冷便溏并见。此类病机多见于病程迁延、治疗失当者，需寒热平调。

5. 肾阳不足，命门火衰

肾为先天之本，脾阳根于肾阳。若久病及肾或房劳过度，肾阳亏虚，则脾失温煦，水谷不化，症见五更泄泻、完谷不化；肾阴不足则胃失濡润，虚火上炎，发为口干、胃脘灼热。

三、辨证论治

本病病机以脾胃气机升降失常为核心，涉及肝、脾、心、肾等多脏功能失调。治疗需遵循"整体调治、多脏兼顾"原则，结合寒热虚实辨证，灵活运用疏肝健脾、温中散寒、清热化湿等法，并配合针灸、耳穴压豆等外治法以增强疗效。临床需要明辨虚实，标本兼治。

（一）肝郁脾虚证

【症状】脘胁胀痛，情绪抑郁或烦躁，嗳气反酸，食少便溏，舌淡苔白，脉弦细。

【治法】疏肝健脾，理气和胃。

【方药】柴胡疏肝散合四君子汤加减。

柴胡 10g，白芍 15g，枳壳 10g，香附 10g，党参 15g，白术 10g，茯苓 15g，甘草 6g。

加减：肝郁化火，加栀子、牡丹皮；湿重，加薏苡仁、苍术；腹痛明显，加延胡索、川楝子。

【针灸选穴及操作方法】

主穴：太冲、足三里、中脘。

配穴：内关、天枢。

操作：平补平泻法，留针 20~30 分钟，每日 1 次，10 次为一疗程。

方义：太冲为肝经原穴，可疏肝解郁；足三里为胃经合穴，健脾和胃；中脘为胃之募穴，通调中焦气机，天枢能燥湿健脾，升阳益胃，中脘为君，统治六腑之疾，用以壮胃气，调畅中气。

（二）脾胃虚弱证

【症状】脘腹隐痛，食后胀满，乏力倦怠，大便溏薄，舌淡胖有齿痕，脉濡弱。

【治法】益气健脾，升清降浊。

【方药】参苓白术散加减。

党参 15g，白术 10g，茯苓 15g，山药 30g，莲子肉 10g，砂仁 6g，陈皮 10g。

加减：中焦虚寒，加干姜 10g、吴茱萸 6g；气虚下陷，加黄芪 30g、升麻 6g。

【针灸选穴及操作方法】

主穴：脾俞、胃俞、足三里、气海。

配穴：太白、三阴交。

操作：补法为主，可配合艾灸神阙、气海，每次灸 15~20 分钟，每日 1 次。

方义：脾俞、胃俞能补益脾胃之气；足三里健运中焦；气海培补元气，助脾阳升发。太白为脾经原穴，主治胃痛等，三阴交用以滋阴健脾。

（三）寒热错杂证

【症状】胃脘灼热，肠鸣腹泻，口干苦，畏寒肢冷，舌红苔黄腻，脉滑数。

【治法】辛开苦降，寒热并调。

【方药】半夏泻心汤加减。

半夏 10g，黄芩 10g，黄连 6g，干姜 6g，党参 15g，大枣 10g，甘草 6g。

加减：热重，加栀子 10g；寒甚，加附子 6g；痞满甚，加枳实 10g、厚朴 10g。

【针灸选穴及操作方法】

主穴：中脘、内关、公孙、足三里。

配穴：合谷（清热）、关元（温阳）。

操作：平补平泻法，中脘加温针灸，每日 1 次。

方义：中脘调和胃气；内关通阴维脉，公孙通冲脉，二者配伍可平调寒热；足三里健脾胃以助运化。合谷与关元配伍，可通降阳明、温补下元。

（四）脾胃湿热证

【症状】脘腹胀满，口苦黏腻，大便黏滞或泄泻，小便短赤，舌红苔黄腻，脉滑数。

【治法】清热化湿，理气和中。

【方药】连朴饮加减。

黄连 6g，厚朴 10g，石菖蒲 10g，半夏 10g，栀子 10g，芦根 15g。

加减：湿重，加苍术 10g、薏苡仁 30g；热毒甚，加蒲公英 15g、败酱草 15g。

【针灸选穴及操作方法】

主穴：阴陵泉、曲池、丰隆。

配穴：天枢、内庭。

操作：泻法，留针 20 分钟，每日 1 次。

方义：阴陵泉为脾经合穴，健脾利湿；曲池为大肠经合穴，清泻湿热；丰隆化痰通络，天枢通腑降浊、内庭清利胃火。

（五）肾阳不足证

【症状】晨起腹痛腹泻（五更泻），腰膝酸冷，畏寒肢凉，舌淡苔白，脉沉迟。

【治法】温肾暖脾，固涩止泻。

【方药】四神丸合附子理中汤加减。

补骨脂 10g，肉豆蔻 10g，吴茱萸 6g，五味子 6g，附子 6g，干姜 6g，白术 10g。

加减：久泻，加赤石脂 15g、禹余粮 15g；腹痛，加小茴香 6g、肉桂 3g。

【针灸选穴及操作方法】

主穴：命门、关元、肾俞、足三里。

配穴：太溪、天枢。

操作：采用平补平泻手法，配穴采用补法，留针 20~30 分钟。补法加艾灸，每穴灸10~15分钟，隔日1次。

方义：命门、肾俞温补肾阳；关元培元固本；足三里健脾胃以助运化。太溪穴为足少阴肾经原穴，具备补肾益气、滋阴潜阳之功，天枢穴为足阳明胃经穴与大肠募穴，可调理肠胃、通腑导滞。《针灸甲乙经》载其主“腹胀肠鸣、绕脐痛、泄泻便秘”。

（六）心脾两虚证

【症状】心悸健忘，失眠多梦，腹胀便溏，面色萎黄，舌淡苔白，脉细弱。

【治法】养心安神，补益心脾。

【方药】归脾汤加减。

黄芪30g，党参15g，白术10g，当归10g，酸枣仁15g，远志6g，木香6g，龙眼肉10g。

加减：血虚，加熟地黄15g、阿胶10g；焦虑甚，合甘麦大枣汤加味。

【针灸选穴及操作方法】

主穴：心俞、脾俞、神门、三阴交。

配穴：内关（宁心）、百会（升阳安神）。

操作：补法，留针30分钟，可配合耳穴压豆（心、脾、神门）。

方义：心俞、脾俞补益心脾；神门为心经原穴，宁心安神；三阴交调补三阴经气血。

四、医案解要

（一）薛爱国医案

赵某某，女，38岁。2024年6月20日初诊。

【病史】患者因“腹痛、腹泻与便秘交替发作3年”就诊。自述3年前因工作压力大出现腹痛、肠鸣，情绪波动时加重，伴胁腹胀闷，夜寐多梦，大便时干时溏，排便后腹痛缓解。曾于外院行胃肠镜、腹部超声等检查均未见器质性病变，西医诊断为“腹泻型肠易激综合征（IBS-D）”，予调节肠道菌群、解痉止泻等药物治疗，症状反复。近期因家庭矛盾加重，遂求中医诊治。

【刻下症】脐周阵发性绞痛，肠鸣漉漉，腹泻与便秘交替（日排便2~4次，质黏或羊粪状），嗳气频作，胸胁胀满，烦躁易怒，纳呆，夜寐不安，舌质淡红，边有齿痕，苔薄白微腻，脉弦细。

【诊断】

中医诊断：腹痛。

证候诊断：肝气乘脾证，兼夹痰湿。

西医诊断：腹泻型肠易激综合征（IBS-D）。

【治法】疏肝理气，健脾化湿，调和肠腑。

【方药】柴胡疏肝散合痛泻要方加减。

柴胡 12g，白芍 15g，麸炒白术 15g，陈皮 10g，防风 10g，茯苓 20g，合欢皮 15g，百合 30g，木香后下 10g，姜半夏 9g，煅牡蛎先煎 30g，炙甘草 6g。

用法：7 剂，水煎服，每日 1 剂，分早晚温服。

【针灸治疗】

主穴：中脘（胃募）、天枢（大肠募）、足三里（合穴）、太冲（肝经原穴）。

配穴：内关（宽胸理气）、公孙（脾经络穴，通冲脉）。

操作：中脘、天枢采用平补平泻法，深刺 1.5 寸，行针至得气后接电针仪，选用疏密波（2/100Hz），强度以患者耐受为度，留针 30 分钟。足三里、太冲行提插补法，配合温针灸（艾条灸 3 壮），以温补脾阳、疏肝解郁。内关、公孙行捻转泻法，调节气机升降。疗程：每周治疗 3 次，连续 4 周。

【二诊】患者服药及针灸治疗 2 周后，腹痛频率减少 50%，肠鸣减轻，大便渐成形（日 1~2 次），胁胀缓解，情绪稍稳，舌苔转薄白，脉弦缓。调整方案如下。

方药：原方加山药 20g、炒薏苡仁 30g 以增强健脾渗湿之力。

针灸：去内关，加灸关元（小肠募穴）以温补肾阳，巩固脾土。

【三诊】治疗 4 周后，腹痛基本消失，大便规律（日 1 次，质软），情绪平稳，纳食增，夜寐安。舌淡红、苔薄白，脉缓。调整方案如下。

方药：改用逍遥散加减（柴胡 10g，当归 12g，白芍 15g，茯苓 20g，白术 15g，薄荷 6g，生姜 3 片），巩固疗效。

针灸：改为隔日 1 次，重点针刺足三里、天枢，配合隔姜灸神阙，每次灸 5 壮。

【随访】3 个月后随访，患者症状未复发，生活质量显著改善。

【按】本案属肝郁乘脾、气机失调之证。患者长期情志不畅，肝失疏泄，横逆犯脾，致脾虚湿滞，肠腑传导失司，故见腹痛、便溏便秘交替。薛爱国教授强调“肝脾同调”，以疏肝为标，健脾为本，兼以化湿。方药特色：柴胡疏肝散疏肝解郁，痛泻要方柔肝实脾，配百合、合欢皮安神解郁，煅牡蛎潜阳宁心，契合"脑 - 肠轴"调节理论。针灸取穴深义：中脘、天枢，募穴通腑，直接调节胃肠蠕动，电针疏密波可双向调节肠道节律。足三里为"肚腹三里留"，健运脾胃；太冲为肝经原穴，泻之可疏肝气，温针灸增强温阳之力。内关、公孙为八脉交会配穴，宽胸理气、调和升降，针对焦虑、腹胀有显效。现代机制：研究证实，针刺可通过调节血清 5-HT、VIP（血管活性肠肽）水平，降低内脏高敏感性；艾灸能改善肠道菌群多样性，增强肠黏膜屏障功能，本案体现了中医综合治疗的优势，通过中药与针灸的结合，内外兼治，取得了显著的疗效。

（二）刘凤斌医案

张某某，女，61 岁。2025 年 1 月 8 日初诊。

【病史】患者因"下腹腹胀、肠鸣反复发作 3 年"就诊。自述 3 年前因家庭变故情绪抑郁后出现腹胀，夜间加重，脐周畏寒如冷水浇灌，伴腰酸乏力，口干不欲饮，大便日行 3~4 次、质黏难净，夜尿频（2~3 次 / 夜）。曾于外院行胃肠镜、腹部超声等检查均未见器质性病变，西医诊断为"胃肠功能紊乱"，予益生菌、解痉药治疗无效。近期因情绪波动症状加重，遂求中医诊治。

【刻下症】腹胀如鼓，夜间尤甚，肠鸣漉漉，脐周畏寒喜温，腰膝酸软，口干不渴，纳呆，夜寐不安，大便溏黏、日 3~4 次，夜尿 2~3 次，舌淡红，边有齿痕，苔薄白微腻，脉沉细。

【诊断】

中医诊断：泄泻病。

证候诊断：脾虚湿滞证，肝郁脾虚证。

西医诊断：胃肠功能紊乱（腹泻型）。

【治法】疏肝健脾、化湿止泻、温阳固涩。

【方药】疏肝健脾方加减。

太子参 30g，土茯苓 20g，防风 10g，黄连片 5g，山药 30g，五指毛桃 20g，广藿香 15g，麸炒枳壳 10g，木香后下 10g，大腹皮 15g，芡实 20g，佛手 15g，茵陈 20g，煅磁石先煎 20g，百合 30g，炮姜 6g。

用法：7 剂，水煎服，每日 1 剂，早晚分服，忌生冷、油腻。

【针灸治疗】

主穴：中脘（胃募）、天枢（大肠募）、足三里（合穴）、太冲（肝经原穴）。

配穴：阴陵泉（健脾化湿）、关元（温阳固本）、内关（宽胸解郁）。

操作：中脘、天枢采用平补平泻法，深刺 1.2 寸，得气后接电针仪，选用疏密波（2/50Hz），留针 30 分钟；足三里行提插补法，配合艾条温和灸 15 分钟，以温补脾阳；太冲、内关行捻转泻法，疏肝理气；关元穴隔姜灸 5 壮，温肾固涩。疗程：每周治疗 3 次，连续治疗 4 周。

【二诊】服药及针灸治疗 2 周后，腹胀减轻 30%，肠鸣减少，大便成形（日 1~2 次），夜尿减至 1 次，舌苔转薄白，脉沉细略有力。调整方案如下。

方药：原方去黄连，加炒白术 15g、补骨脂 10g，增强健脾温肾之力。

针灸：去内关，加灸脾俞（双侧），每穴灸 3 壮，以强化脾运化功能。

【三诊】治疗 4 周后，腹胀基本消失，大便规律（日 1 次，质软），夜尿偶发，纳食增，精神转佳。舌淡红，苔薄白，脉缓。调整方案如下。

方药：改用参苓白术散加减（党参 15g，茯苓 20g，炒白术 15g，砂仁 6g，莲子肉 10g）巩固疗效。

针灸：改为隔日 1 次，重点针刺足三里、关元，配合隔盐灸神阙，每次灸 7 壮。

【随访】3 个月后随访，症状未复发，生活质量显著提升。

【按】本案属肝郁脾虚、湿浊内阻之证。患者情志不遂，肝气郁结，横逆犯脾，致脾失健运，湿浊内生，久则伤及肾阳，故见腹胀畏寒、夜尿频多。刘凤斌教授提出“肝郁为标，脾虚为本”，治疗需疏肝不忘健脾，祛湿兼顾温阳。方药特色：太子参、山药益气健脾，修复中焦气机；木香、佛手疏肝解郁，理气宽中，契合“肝气条达则脾土自安”之旨；煅磁石、百合安神解郁，调节“脑 - 肠轴”功能，针对焦虑性胃肠紊乱；炮姜、芡实温中固涩，改善脾肾阳虚之便溏、夜尿。针灸配伍精义：中脘配天枢，募穴相伍，通调胃肠气机，电针疏密波可双向调节肠道节律；足三里灸法，“肚腹三里留”，艾灸温补脾阳，促进消化酶分泌；太冲泻法，疏肝解郁，降低内脏高敏感性，现代研究证实其可调节血清 5-HT 水平。现代机制：针灸通过调节迷走神经活性，增强肠动力与屏障功能；艾灸关元、神阙可提升血清 IgA 水平，改善肠道菌群多样性。本案融合经方与针灸，体现“疏肝健脾、形神共调”的诊疗思想，通过中药调理气机、针灸激发经气，双管齐下改善胃肠功能紊乱，为肝郁脾虚型胃肠病提供经典范例。

名家验方

调肠针灸验方(薛爱国方)

薛爱国教授结合“脾胃为后天之本”“六腑以通为用”理论,提出“三枢九针法”治疗胃肠功能紊乱,分急性期、迁延期、巩固期辨证施治。

1. 急性期(病程≤3个月)

治疗原则:通调腑气,疏肝健脾。

选穴与操作:

(1)主穴:中脘(脐上4寸)、天枢(双,脐旁2寸)、足三里(双,犊鼻下3寸)。

(2)配穴:内关(双,腕横纹上2寸)、太冲(双,足背第1、第2跖骨间)。

(3)操作:中脘、天枢直刺1.5寸,行捻转泻法;足三里直刺2寸,提插补法;内关、太冲平补平泻。留针30分钟,每10分钟行针1次。耳穴贴压:取胃、大肠、交感、神门,王不留行籽贴压,每日按压3次。

2. 迁延期(病程3~6个月)

治疗原则:健脾化湿,调和气血。

选穴与操作:

(1)主穴:脾俞(双,第11胸椎棘突下旁开1.5寸)、胃俞(双,第12胸椎棘突下旁开1.5寸)、阴陵泉(双,胫骨内侧髁下缘)。

(2)配穴:公孙(双,第1跖骨基底前下方)、章门(双,第11肋游离端下际)。

(3)操作:脾俞、胃俞向脊柱斜刺1寸,行温针灸(艾条切段插针柄);阴陵泉直刺1.5寸,平补平泻;章门斜刺0.5寸,捻转补法。

(4)穴位注射:维生素B_1注射液100mg,交替注射足三里、上巨虚,每周2次。

3. 巩固期(病程>6个月)

治疗原则:温肾固本,升阳举陷。

选穴与操作:

(1)主穴:关元(脐下3寸)、百会(前发际正中直上5寸)、大肠俞

（双，第4腰椎棘突下旁开1.5寸）。

（2）配穴：长强（尾骨端与肛门连线的中点）、会阳（尾骨端旁开0.5寸）。

操作：关元直刺1.5寸，行隔姜灸（姜片厚3mm，艾炷3壮）；百会平刺0.5寸，捻转补法；长强向上斜刺1寸，得气后出针。

（3）穴位埋线：取中脘、天枢、足三里，注入羊肠线，每月1次。

按：薛教授认为本病核心病机为"枢机不利"，中脘为胃之募穴，天枢为大肠募穴，二穴合用可调节胃肠传导；足三里为胃经合穴，《针灸大成》谓其"治肚腹疾患之要穴"。急性期重通降，配合太冲疏肝；迁延期温针灸脾俞、胃俞以振奋中阳；巩固期灸关元、百会升提阳气，契合《灵枢》"陷下则灸之"之旨。现代研究证实，针刺足三里可促进胃动素分泌，调节肠道菌群平衡。

特色疗法

1. 天灸

天灸疗法又称发泡疗法，是中医传统的外治疗法，具备"温补脾阳，祛寒通络"的作用，天灸通过药物（如白芥子、细辛等）对穴位的持续性刺激，产生局部发泡反应，激发经络气血运行。其温热效应可温补脾阳、散寒祛湿，改善因脾胃虚寒或寒湿内阻引起的腹胀、腹泻、消化不良等症状，现代研究认为，胃肠道功能紊乱（如肠易激综合征）与脑-肠轴失调密切相关。天灸通过刺激特定穴位（如足三里、中脘等），可能调节自主神经系统功能，降低内脏高敏感性，缓解腹痛、排便异常等症状，可调节肠道菌群平衡，增强肠道屏障功能，减少炎症因子释放，从而改善慢性腹泻、便秘等消化系统问题，尤其适用于虚寒证、气虚证或阳虚证的胃肠道疾病，如慢性胃炎、肠炎、功能性消化不胃肠道应激综合征、虚寒型腹痛或便秘等。广州中医药大学东莞医院（东莞市中医院）秉承中医"春夏养阳，冬病夏治"的理论，每年三伏天进行天灸治疗，通过温经散寒的药物刺激穴位，达到温煦阳气、驱散内寒的作用，从而提升免疫力，调节体质。

药物处方：白芥子、细辛、甘遂、延胡索、生姜。

选穴：引伏取中脘、大椎、肺俞、膏肓；初伏取风门、脾俞、足三里；中伏取中脘、气海、大杼、肾俞；加强取百劳、肺俞、心俞（胃俞）；末伏取大椎、膏肓、命门、关元俞。

操作方法：将上述药物研成细末，用生姜汁调成糊状。根据患者的类型和症状选择合适的穴位。清洁所选穴位处的皮肤，将调好的药物敷在穴位上，用胶布固定。一般每次贴敷 1~2 小时，小孩时间酌减，以皮肤感觉和耐受程度为观察指标。一般每 10 天进行一次天灸治疗，初伏、中伏和末伏各进行一次，持续 3 至 5 次。

注意事项：贴药后如皮肤出现水疱，应注意保护创面，避免抓破引起感染；药后不宜立即洗澡或接触冷水。

2. 精灸

符文彬教授独创的“精灸技术”采用小艾炷集中施灸，具有扶正驱邪、温通经络、调和阴阳、激发正气的作用。精灸技术是指采用小米粒大小的艾炷放置在穴位上燃烧来治疗疾病的一种灸疗方法。与普通艾灸法相比较，该法具有热力集中、透热迅速、刺激量大的特点。

选穴：上脘、中脘、关元、足三里。

操作方法：将陈年精艾绒做成直径 2 毫米、高 3 毫米大小的圆锥形艾炷，用棉签沾取少量万花油标记穴位后，将艾炷置于腧穴上用线香点燃，以皮肤潮红、患者耐受为度。一般每穴施灸 2 壮。其灸度分为 3 度：①红晕灸，灸至穴位皮肤潮红不发泡为度；②发泡灸，灸至穴位皮肤潮红轻度发泡为度；③化脓灸，艾炷在穴位皮肤燃尽，灸至化脓。

3. 耳针

耳针疗法是通过刺激耳部特定穴位来调节身体功能，对胃肠道应激有一定的治疗效果。

选穴：脾、胃、神门、肾上腺、肝、肾、交感、平喘，每次 3~4 穴。根据病情每日或隔日 1 次，10 次为一疗程。或用王不留行籽代针，压贴耳穴。

操作方法：①针刺法，使用一次性无菌耳针，在选定穴位进行针刺，留针15~30分钟；②压豆法，使用王不留行籽或磁珠贴压在选定穴位，每日按压3~5次，每次1~2分钟。

五、预防调摄

1. 调护措施

（1）环境调护

起居规律：保持规律的作息时间，避免熬夜或过度劳累，中医认为“脾主运化”，作息紊乱易致脾虚气滞，加重胃肠功能失调。

环境清洁：减少接触刺激性气味（如油烟、粉尘），保持居室通风，避免潮湿环境滋生霉菌，以防湿邪困脾。

（2）饮食调理

定时定量：遵循“饮食有节”原则，少食多餐，避免暴饮暴食，减轻胃肠负担。

饮食宜忌：宜多食易消化、健脾和胃之品，如山药、莲子、小米粥；增加膳食纤维（如燕麦、绿叶蔬菜）以促进肠道蠕动。忌辛辣、油腻、生冷食物（如辣椒、冰饮），以防湿热内生或寒凝气滞。

药膳食疗：脾虚湿盛者可用茯苓薏米粥（茯苓15g、薏苡仁30g、粳米50g）；肝郁气滞者可饮玫瑰花茶（玫瑰花5g、陈皮3g）以疏肝理气。

（3）心理调适

情志疏导：中医强调“肝郁乘脾”，焦虑、压力可致肝气犯胃，引发腹痛、腹胀。建议通过冥想、八段锦、与亲友倾诉等方式缓解情绪。

音乐疗法：选择舒缓乐曲（如宫调音乐），通过调节自主神经功能改善胃肠动力。

（4）中医特色疗法

穴位按摩：足三里（健脾和胃）、中脘（调理中焦）：每日按压3~5分钟，力度以酸胀为度。天枢（脐旁2寸）：顺时针揉按，促进肠道蠕动，缓解便秘或腹泻。

针灸治疗：选取脾俞、胃俞、太冲等穴，采用平补平泻手法，调和肝脾，恢复胃肠气机升降。

（5）其他护理

适度运动：推荐太极拳、五禽戏等柔缓运动，以“动则生阳”促进脾胃运化，避免剧烈运动耗气。

避免药物滥用：慎用非甾体抗炎药（如阿司匹林）及抗生素，以防损伤胃黏膜或扰乱肠道菌群。

2. 预防措施

（1）增强体质，固护脾胃

饮食养正：遵循“五谷为养”原则，适量摄入发酵食品（如酸奶）以维护肠道菌群平衡。

运动强身：每日散步30分钟或练习八段锦，通过“脾主肌肉”理论增强脾胃功能。

睡眠调养：保证子时（23：00~1：00）肝胆经当令时段入睡，促进气血生化。

（2）规避诱发因素

饮食禁忌：避免过度饮酒及咖啡因摄入，以防湿热蕴结或胃酸分泌失调。

寒温适宜：腹部注意保暖，尤其女性经期避免受凉，以防寒邪直中胃肠。

情绪管理：学习“恬淡虚无”的养生理念，避免长期精神紧张诱发“肝脾不和”。

（3）体质调理

定期调理：每季度进行1~2次中医体质辨识，通过舌脉诊察调整养生方案，如湿热体质者需加强利湿，气虚体质者宜用黄芪炖鸡。

（4）社区与家庭干预

健康教育：推广“治未病”理念，社区开展胃肠健康讲座，普及揉腹操、穴位按压等简易疗法。

家庭支持：家庭成员共同参与饮食管理，如共同制定低FODMAP饮食计划（减少易发酵碳水化合物），降低肠易激综合征复发风险。

第十章　瘾疹（荨麻疹）

一、概　　述

瘾疹，亦被称作风疹块或风团，是一种以皮肤瘙痒为主要表现，伴随时起时消的风团疙瘩为特征的皮肤病。此病发无定处，可出现在身体的任何部位，且时隐时现，变化无常。风团疙瘩出现后，可短时间内消退，消退后皮肤恢复如常，不留任何痕迹。在《诸病源候论》对瘾疹的描述中，指出其病机多为风邪侵袭，或血虚风燥所致。从现代医学的角度来看，瘾疹相当于荨麻疹，是一种常见的过敏性皮肤病，多由过敏因素诱发，如食物、药物、感染、物理因素或精神因素等。患者常因瘙痒难耐而影响生活质量，需及时寻求医疗帮助以缓解症状。

二、病因病机

中医认为瘾疹发病主要是由于素体禀赋不耐，外加六淫之邪的侵袭；或饮食不节、肠胃湿热；或平素体弱、气血不足，卫外不固所致，临床按病程常将瘾疹分为急性和慢性，病程在 6 周以上者属于慢性，根据瘾疹的致病因素和病程，中医一般将其分为风热证、风寒证、胃肠湿热证、毒热炽盛证和气血亏虚证 5 个证型进行治疗。

1. 风热证

风热之邪客于肌表，外不得透达，内不得疏泄，郁于肌肤而发。风热外袭，营卫失和，风热之邪与气血相搏结，致皮肤出现红色风团，伴有灼热剧痒，遇热则皮损加重，得冷则减。同时，患者常伴有发热、恶寒、咽喉肿痛等内热症状。

2. 风寒证

风寒之邪侵袭肌表，营卫不和，导致肌肤气血凝滞，经络受阻而发。风寒束表，寒邪凝滞，故风团色白或淡红，遇冷或风吹则痒加剧，得热则减。冬季风寒之气较盛，故病情多冬重夏轻。

3. 胃肠湿热证

主要源于饮食不节、感受外邪及情志内伤等多方面因素。长期食用辛辣、油腻等刺激性食物,可导致脾胃运化失常,湿邪积聚于体内,久而化热,湿热蕴结于胃肠,复感风邪,内外合邪,郁于肌肤而发瘾疹。情志内伤、肝郁气滞等因素也可影响脾胃功能,进而引发湿热内生,导致瘾疹发作。胃肠湿热证的瘾疹常表现为风团片大、色红、瘙痒剧烈,同时可伴有脘腹疼痛、恶心呕吐、大便秘结或泄泻等胃肠道症状。

4. 毒热炽盛证

多因外感热毒之邪,或体内湿热郁久化毒,毒热炽盛,燔灼营血,外发肌肤所致。患者可能因外感风热、暑湿等邪气,或饮食不节、情志内伤等因素,导致湿热内蕴,久郁成毒。毒热之邪蕴结于肌肤,与气血相搏,迫血妄行,外发为瘾疹。

5. 气血亏虚证

气血亏虚,营卫失养,肌肤失于濡养,风邪乘虚侵袭而发。患者可因先天禀赋不足、后天失养,或久病耗伤气血,导致气血亏虚,营卫不和。气血虚弱,肌肤失于濡养,卫外不固,风邪乘虚而入,郁于肌肤,与气血相搏而发瘾疹。

三、辨证论治

实证者以疏风清热、疏风散寒或清热利湿、凉血解毒祛邪为主;虚证者以益气养血,固表扶正为主;虚实夹杂者扶正与祛邪并用。

瘾疹的中医治疗方法较多,临床需根据病情选用适宜的治疗方法。

(一)风热证

【症状】风团色红,扪之有灼热感,自觉瘙痒,遇热则剧,得冷则缓;或伴发热恶风,心烦,口渴,咽干;舌质红,苔薄黄,脉浮数。

【治法】疏风清热止痒。

【方药】银翘散(金银花 30g、连翘 10g、防风 15g、蝉蜕 10g、浮萍 10g、薄荷 10g后下、牛蒡子 10g、竹叶 10g、苍耳子 10g、桔梗 10g、生地黄 20g、白鲜皮 10g、地肤子 10g、甘草 10g)或消风散加减(生地黄 15g、石膏 15g、知母 12g、胡麻仁 12g、荆芥 9g、防风 9g、苍术 9g、苦参 9g、当归 9g、蝉蜕 9g、牛蒡子 9g、木通 3g、甘草 3g)。

若咽痛明显者,可适当加入桔梗、玄参以清热解毒,利咽止痛;若热象偏重者,则可酌情添加生地黄、黄芩以清热凉血,泻火解毒。

【针灸选穴及操作方法】

【主穴】曲池、合谷、血海、膈俞、风池。

【配穴】咽痛者加少商放血;便秘者加天枢、支沟。曲池、合谷同属阳明,可疏风解表、清泻阳明热邪;血海、膈俞调理营血,治风先治血;风池疏散风邪。

（二）风寒证

【症状】风团色淡红,自觉瘙痒,遇冷则剧,得暖则减;或伴恶风畏寒,口不渴;舌质淡红,苔薄白,脉浮紧。

【治法】疏风散寒,调和营卫。

【方药】桂枝麻黄各半汤(桂枝 5g、芍药 3g、生姜 3g、炙甘草 3g、麻黄 3g、大枣 1 枚、杏仁 4g)或荆防败毒散加减(羌活 6g、独活 6g、柴胡 6g、前胡 6g、枳壳 6g、茯苓 6g、防风 6g、荆芥 6g、桔梗 6g、川芎 6g、甘草 1.5g)。

若恶寒症状较重者,可适量加入附子、细辛、干姜皮等温阳散寒之品,以增强祛寒解表之力。

【针灸选穴及操作方法】

【主穴】风池、大椎、肺俞、曲池。

【配穴】灸法或温针灸,如大椎穴温针灸;腹痛便秘者加天枢、上巨虚;风池、大椎、肺俞疏散风寒,曲池疏风解表。

（三）肠胃湿热证

【症状】风团色泽鲜红,风团出现与饮食不节有关,多伴腹痛腹泻或呕吐胸闷,大便稀烂不畅或便秘,舌红苔黄腻,脉数或濡数。

【治法】清热利湿,祛风止痒。

【方药】防风通圣散:

防风 5g、麻黄 5g、荆芥 5g、薄荷 5g后下、连翘后下 5g、桔梗 10g、川芎 5g、当归 5g、炒白芍 5g、白术 5g、栀子 5g、大黄 5g、芒硝 5g、石膏 10g先煎、黄芩 10g、甘草 20g,滑石 30g。

或除湿胃苓汤加减:

苍术 10g、厚朴 10g、猪苓 10g、茯苓 15g、泽泻 10g、生白术 10g、陈皮 10g、黄柏 10g、肉桂 6g、生薏苡仁 30g。

腹痛便秘者,可适当加大黄以通腑泻热,行气止痛;食积不化者,则可酌情加入山楂、麦芽、神曲等消食化积之品,以促进脾胃运化,消除积滞。

【针灸选穴及操作方法】

【主穴】曲池、合谷、内庭、天枢、血海。

【配穴】恶心呕吐者加内关；便秘者加支沟；曲池、合谷清泻阳明热邪，内庭、天枢清泻胃肠湿热，血海理血和营。

（四）毒热炽盛证

【症状】发病突然，风团鲜红灼热，融合成片，状如地图，甚则弥漫全身；瘙痒剧烈，或伴壮热恶寒，口渴喜冷饮；或面红目赤，心烦不安。大便秘结，小便短赤。舌质红，苔黄或黄干燥，脉洪数。

【治法】清营凉血，解毒止痒。

【方药】犀角地黄汤合黄连解毒汤加减：

水牛角 30g、生地黄 24g、芍药 12g、牡丹皮 9g、黄连 9g，黄芩 6g，黄柏 6g，栀子 9g。

若大便秘结难解者，可适当增大黄、芒硝等泻热通便之品的用量，以通腑泄热，顺畅大便；若瘙痒症状尤为剧烈者，则可酌情加入苦参、徐长卿、地肤子等止痒祛风之药，以缓解瘙痒，舒缓肌肤。

【针灸选穴及操作方法】

【主穴】大椎、曲池、合谷、血海、委中。

【配穴】高热者加十宣放血；便秘时可加天枢、支沟。

（五）气血亏虚证

【症状】风团色泽淡红，或者与肤色相同，反复发作，迁延数月乃至数年不愈，或劳累后加重；伴有头晕心慌，神疲乏力，唇色白，失眠。舌质淡，苔薄白，脉细。

【治法】益气养血固表。

【方药】八珍汤合玉屏风散或当归饮子加减：

党参 9g、茯苓 9g、甘草 9g、熟地黄 9g、当归 9g、黄芪 20g、白术 20g、生地黄 15g、白芍 15g、川芎 15g、白蒺藜 10g、黄芪 30g、制何首乌 10g、荆芥 15g、防风 15g、甘草 10g。

加减用法：若患者畏寒明显，阳虚体质者，可适量加入附子、肉桂、干姜等温阳散寒之品，以温补阳气，驱散寒邪；若瘙痒症状尤为剧烈者，则可酌情添加乌梢蛇、煅龙骨、夜交藤等止痒安神、祛风定惊之药，以缓解瘙痒，改善睡眠；若患者气滞血瘀，症状明显者，则可选用血府逐瘀汤加减，以活血化瘀，行气止痛。

【针灸选穴及操作方法】

【主穴】足三里、三阴交、脾俞、气海、血海。

【配穴】神疲乏力者加百会、神门;心悸失眠者加内关、心俞。

足三里、三阴交、脾俞、气海补益气血,血海理血和营。

四、医案解要

(一)薛爱国医案

患者,女,16岁。2023年7月10日初诊。

【病史】患者5年前无明显诱因下出现全身皮疹,每日发作,大小不等,瘙痒难耐,搔抓后逐渐加重,皮疹增多,以大腿及上肢外侧为主,需每天服用抗过敏药物治疗,1~2小时后可消退,消退后不留瘢痕,晨起、傍晚、睡前发作次数较多。平素口干、口苦,喜喝冷饮,喜煎炸及辛辣食物,胃纳可,脘腹胀满,睡眠欠佳,熬夜,梦多,大便黏腻,小便黄。

【既往史】患者既往有过敏性鼻炎病史,曾口服抗过敏及中药治疗等治疗,用量不详,但症状仍反复,未见明显改善。青霉素过敏。月经平素不规律。

【刻下症】现每日不定时发作,皮疹色红。1周3~4次发作,每次持续1~2小时,发作程度较初发时有所减轻,劳累后加重;感冒加重;晚上加重。平素胃纳可,脘腹胀满,睡眠欠佳,熬夜,梦多,大便黏腻,小便黄。平素月经周期不规律,周期30~90天,色淡,量中,偶有痛经。舌尖红,苔黄腻,脉滑数。

【诊断】

西医诊断:慢性荨麻疹。

中医诊断:瘾疹。

证候诊断:肠胃湿热。

【治则】清热利湿,祛风止痒。

【初诊】

针灸处方

1. 自血疗法:第一疗程第1次(双曲池、足三里、脾俞、血海、大肠俞)。
2. 放血疗法(双耳尖)。

【二诊】现4~5天不定时发作,皮疹色红,夜间睡眠欠佳,梦多,胃纳可,大便黏,小便黄。舌尖红,苔黄腻,脉细滑。

针灸处方

1. 自血疗法：第一疗程第 2 次（双手三里、足三里、肺俞、三阴交、膈俞）。

2. 放血疗法（双耳尖）。

3. 拔罐疗法（腹部闪罐）。

【三诊】现 8 天不定时发作一次，皮疹色红，梦多，胃纳可，大便黏，小便稍黄。舌尖红，苔黄腻，脉细滑。

针灸处方

1. 自血疗法：第一疗程第 3 次（双曲池、足三里、肝俞、心俞、血海）。

2. 放血疗法（少冲、少泽）。

患者坚持门诊自血疗法治疗共 5 疗程，每疗程 5 次，每周进行自血疗法 2 次，每 1 疗程结束后休息 1 周到 10 天再进行下一疗程，治疗时间 1 年，5 年顽疾，从每天需要口服抗过敏药物，到症状明显缓解，偶尔有轻微瘙痒，皮疹大小如米粒，无需再口服药物，半小时可退。

【按】中医将荨麻疹命名为"瘾疹"，其记载最早可追溯至《素问・四时刺逆从论》中的"少阴有余，病皮痹瘾疹"。《金匮要略・水气病脉证并治》亦明确指出"风气相搏，风强则为瘾疹，身体为痒"，由此足见风邪乃是引发荨麻疹的首要病因。患者素体禀赋不足，有过敏性鼻炎病史，体质为特禀体质，平素喜辛辣刺激食物，伴脘腹胀满，大便黏腻，小便黄，为胃肠湿热证。

患者平素喜熬夜，睡眠欠佳，致使机体卫外功能孱弱。一旦外邪乘虚而入，邪气在体内既无法顺遂疏泄，又难以向外透达，于是郁积于皮肤腠理之间，正邪相互交争，从而诱发疾病。依据中医理论，血液的运行依赖阳气的推动，营属阴，卫属阳。当人体血虚时，营卫失和，营阴无法内守，卫气易于外泄，使得腠理疏松不固，风邪便乘虚而入。傍晚与夜间阳气渐衰，晨起时阳气亦显不足，故而瘙痒与皮疹症状多在傍晚、夜间以及晨起之际发作。

此外，患者地处岭南，清代岭南名家何梦瑶于《医碥・卷六》中载有："岭南地卑土薄……春夏淫雨，人中多湿。"脾主运化水液，湿邪重则易损伤脾阳，脾虚则运化功能减弱，气血生化无源，水湿浸淫，郁于腠理，故瘙痒难耐。诸多因素相互影响、恶性循环，综合作用之下，致使瘾疹反复发作，病程迁延难愈。

（二）宣丽华医案

患者，女，27 岁。2021 年 12 月 15 日初诊。

【主诉】全身皮疹瘙痒反复发作 1 年余。

【病史】1 年前患者无明显诱因下出现全身皮疹,每日发作,大小不等,瘙痒难耐,搔抓后逐渐加重,皮疹增多,以大腿及上肢外侧为主,1~2 小时后可自行消退,消退后不留瘢痕,晨起、傍晚、睡前发作次数较多。患者曾口服中药、依巴司汀片,注射地塞米松等治疗,用量不详,但症状仍反复,未见明显改善。

【刻下症】皮疹仍每日发作 1~2 次,每次持续 1~2 小时,发作程度较初发时有所减轻,劳累后加重。夜寐尚可,胃纳可,二便调。月经周期正常,色淡,量可,偶有痛经。舌红,苔薄白,脉细弦。血清过敏原检测:户尘螨 IgE(+),粉尘螨 IgE(+),总 IgE 308.42IU/ml↑。血清(食物特异性 IgE)检测:小麦、大豆、蘑菇、鸡蛋、鳕鱼、腰果、菠萝的 IgE 均阳性。

【诊断】

西医诊断:慢性荨麻疹。

中医诊断:瘾疹。

证候诊断:气血不足证。

【治则】益气养血。

【初诊】

针灸处方:脐针内八卦坎、震、离、兑、乾(图 10-1)。

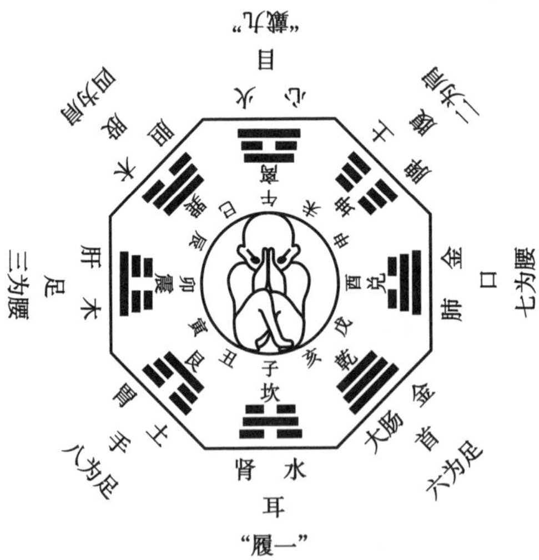

图10-1 脐内八卦全息图

操作:患者取舒适仰卧位,常规消毒针刺部位及周围皮肤。脐针疗法选取 0.25mm × 25mm 一次性无菌针灸针,以脐蕊为中心,依次于坎、震、离、兑、乾位脐壁内上 3/1 向外平刺进针 0.8 寸(图 10-2),针刺时以针尖遇硬结阻力感为佳,可以小幅度提插使患者有胀痛感,后留针 30 分钟。2021 年 12 月 23 日,患者复诊皮疹偶尔发作,风团数量较前减少,瘙痒程度明显减轻,整体病情较前好转明显。继续取原方治疗。

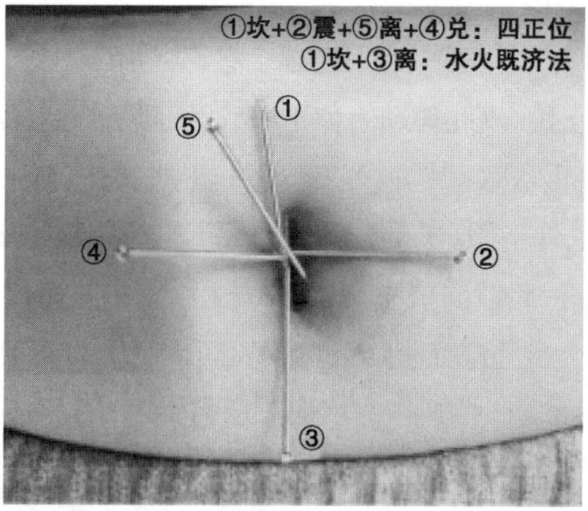

图10-2 患者脐针疗法针位及针刺顺序

【二诊】2022 年 1 月 4 日,月经前期皮疹发作明显,近日情绪不佳,易焦虑,夜寐欠安,梦多,时有腹胀不适,大便次数多,质稀。

针灸处方:取脐针四正位加巽、坤。

患者坚持门诊针灸治疗 4 月余,症状明显缓解,偶尔有轻微瘙痒,皮疹大小如米粒,无需用药,半小时可退。治疗结束 1 个月后随访,患者病情稳定。

【按】中医将荨麻疹命名为"瘾疹",其记载最早可追溯至《素问·四时刺逆从论》中的"少阴有余,病皮痹瘾疹"。《金匮要略·水气病脉证并治》亦明确指出"风气相搏,风强则为瘾疹,身体为痒",由此足见风邪乃是引发荨麻疹的首要病因。宣师深入剖析该患者病情,认为其素体禀赋不足,气血亏虚,致使机体卫外功能孱弱。一旦外邪乘虚而入,邪气在体内既无法顺遂疏泄,又难以向外透达,于是郁积于皮肤腠理之间,正邪相互交争,从而诱发疾病。依据中医理论,血液的运行依赖阳气的推动,营属阴,卫属阳。当人体血虚时,营卫失和,营阴无法内守,卫气易于外泄,使得腠理疏松不固,风邪便乘虚而入。傍晚与夜间阳气渐衰,晨起时阳气亦显不足,故而瘙痒与皮疹症状多在傍晚、夜间及晨起之际发作。此外,患者平素情绪易于紧张、焦虑,长期如此,导致肝脏疏泄功能失常,气血运行阻滞不畅,腹胀频繁发作。肝郁进一步化火,木火刑金,使得肺金耗伤加剧。同时,忧思过度易损伤脾脏,脾气虚弱则运化功能减弱,气血生化无源。肝失疏泄,还会横逆侵犯脾脏,形成土虚木乘之势,最终导致肝郁血虚脾弱的复杂病理状态共存。血虚生风,风邪积蓄又化为燥邪,影响人体造血功能,诸多因素相互影响、恶性循环。加之患者本身肺气不足,综合作用之下,致使瘾疹反复发作,病程迁延难愈。在治疗伊始,采用脐针疗法,选取坎、震、离、兑四正位,以此扶助人体正气,针法起于坎位,落于兑位。

此疗法蕴含多重深意:其一,荨麻疹发病于肌肤,而肺主一身之表,司掌皮毛。肺气虚弱则卫外不固,风邪为病,首侵肌表。坎五行属水,对应肾脏;兑五行属金,对应肺脏,此针法顺序契合五行相生原理,且最终针刺落于肺位,旨在着重补益肺气,凸显肺脏在慢性荨麻疹发病机制中的关键地位。其二,视诊时在乾位发现白色小点,将其作为疾病反应点针刺。乾对应大肠,属阳;兑对应肺,属阴,肺与大肠互为表里,同时针刺兑位与乾位,能够沟通表里两经,调和脏腑气血。其三,《素问》有云:"诸痛痒疮,皆属于心。"心主血脉,若心火亢盛,易致血热而生痒疮;心又主神明,心神失养、情志失调,会加重瘙痒症状。因此,针刺离位可清血热、除心烦,起到调心安神之功效。其四,坎为肾,离为心,同时针刺坎位与离位,可达成水火既济、心肾相交之态,调节人体阴阳平衡。如此一来,无论患者外感风邪夹寒、夹热还是夹湿,皆可通过此针法进行有效调节。总之,针刺处方以"四正位"为根基,扶助正气,力求达到治病求本的目的。

2022年1月4日患者复诊时,在原针法基础上增添巽位。震、巽二位相合,形成"雷风相薄"之法,两木相伍,可疏肝解郁,调畅人体气机,使气血运行恢复顺畅,为后续补益治法打通路径。加入坤位后,组成"健脾三针"(震、离、坤),起于震位,落于坤位,意在健脾益气养血。脾气健运,则气血生化有源,能够充养后天之本。此外,坤、兑、坎三位还可组成"补肾三针",补益先天肾气,以实现"脾肾同治,先后天互补"的精妙功效。综上所述,本案治疗的核心在于辨证求本,精准探寻出荨麻疹久治不愈的关键症结。患者就诊时,慢性荨麻疹已反复发作长达1年有余,久病必然耗伤气血。因此,治疗过程中不能仅仅局限于缓解皮疹、瘙痒等表面症状,更应在疾病未发作之时,从根本上进行论治,扶助人体正气,填补气血亏虚。并且,后续需依据病情变化,灵活随证调整治疗方案,以达到最佳治疗效果。

特色疗法

1. 外洗

可选用具有祛风清热止痒的中药煎水外洗皮损。

消炎止痒外用颗粒(东莞市中医院院内制剂)苦参、苍耳子、野菊花、蛇床子、金银花、地肤子、百部、白鲜皮。

用法:外洗,将本药置盆中,用开水溶散后,稍冷,泡洗或湿敷患处。一次1袋,一日1~2次。

2. 外搽

可选用具有祛风止痒的中药溶液、软膏外搽。如1%薄荷三黄洗剂、炉甘石洗剂、丹皮酚软膏等。

炉甘石薄荷脑洗剂(东莞市中医院院内制剂)炉甘石、氧化锌、薄荷脑、苯酚、甘油、纯化水。

用法:用前摇匀,外用、局部涂抹。

3. 耳针疗法

(1)取穴

主穴:相应部位、肺、脾、内分泌、肾上腺、风溪、耳尖。

配穴:心、神门、枕、膈、大肠。

(2)取穴依据

相应部位:依据荨麻疹病损部位取穴。

内分泌学说:内分泌、肾上腺、风溪、耳尖——三抗穴,抗过敏。荨麻疹为变态反应疾病,四穴合用可以抑制毛细血管的渗出,抑制黏膜皮肤的抗体反应,抑制组胺的释放,并促进其代谢,抑制抗体的形成同时取肾上腺可以加强镇痛止痒作用。

藏象学说:心——镇静,泻火安神止痒。诸痛疮痒,皆属于心;肺——肺主皮毛,皮肤病多取肺;脾——脾虚生湿,取脾以利湿健脾;大肠——

大肠与肺相表里,取大肠泻脏腑之热,解毒止痒。

经验用穴:神门、枕——镇静止痒;膈——膈为血会,治风先治血,血行风自灭。

4. 刺络放血

耳背或耳尖点刺出血(董氏奇穴传人杨维杰经验用穴):常规消毒后,采用三棱针点刺放血,隔日 1 次。

5. 拔罐疗法

可选神阙穴,1 次 / 天,10~15 分钟 / 次,10 天为 1 个疗程。

有一个自我辅助治疗的好方法,可以帮助荨麻疹加速痊愈。即让患者回家拔火罐,早中晚各拔 1 回,每回拔 3 次,每一次大概是 3 分钟,3 分钟起罐再拔,早上 3 次,中午 3 次,晚上 3 次。几天以内,荨麻疹就不发了。因为荨麻疹跟免疫功能有关,神是我们的元气所在,在神阙穴拔火罐能补任脉之虚,并有行气活血、祛风祛邪、补益扶正作用,可以增强免疫功能,邪不可干,则虚风能消。

6. 敷脐疗法

脐部消毒后,取适量消风散或玉屏风散,温水调成糊状,直接填敷于脐部(神阙穴),然后用胶布固定,外敷 2~4 小时,换药 1 次 / 天,7 天为 1 个疗程。消风散用于热证、实证。玉屏风散用于虚证。

7. 自血疗法

每次抽取自身静脉血液 10ml,每穴位 1ml,肌内注射,每周 1~2 次,5 次为 1 个疗程,一般做 15 次为一大疗程,多用于慢性患者。

取穴用曲池、血海、足三里、三阴交搭配背腧穴。曲池在大肠经,因大肠与肺相表里,肺主皮毛,手阳明经多气多血,此穴能调理气血。又此处肌肉丰厚,走表分、阳分,治皮肤甚好。血海在脾经上,因脾统血,血海又为理血要穴。三阴交为脾肝肾三阴经交会,善于调血。所谓“治风宜治血,血行风自灭”,足三里是强壮要穴,可增强机体免疫力,改善“卫表不固”(体表防御功能弱)状态,减少外邪(如风寒、风热、饮食致敏原)侵袭引发的荨麻疹反复发作。现代研究表明,刺激足三里可调节 Th1/Th2 免疫平衡，抑制肥大细胞脱颗粒(减少组胺释放)，减轻过敏反应导致的风团和瘙痒。所以曲池、血海、三阴交、足三里 4 穴相辅为用，可以达到疏散风邪、止痒之目的。

8. “一针二灸三巩固”整合针灸模式

符文彬教授提出的“一针二灸三巩固”整合针灸模式，是一种结合多种针灸技术、针对复杂疾病和疑难病症设计的阶梯式治疗方案。该模式强调“整合医学”理念，通过针刺、艾灸、刺络拔罐、埋针等技术的有机组合，实现标本兼治、疗效巩固的目标。

心胆论治针灸技术是符文彬教授为解决临床疑难病症及疾病难点，通过多年的临床研究和临床归纳所形成的针灸技术。心胆论治针灸技术是选用心经、心包经、胆经相关的腧穴或心、胆、心包的背募穴配合，并运用整合针灸思维即“一针二灸三巩固”的模式治疗疾病的针灸技术。该技术注重从心、胆入手，取穴以八脉交会穴、背俞穴、原穴、井穴等特定穴为主；针法运用毫针刺、艾炷灸、皮内针联合，即“一针二灸三巩固”的整合针灸治疗思路。

心胆调治总体以降为主，心气下降，肾气上升，主要依靠肝胆之气的调节。一方面肝主疏泄，能够调畅全身气机，胆为腑，具有贮藏和排泄胆汁的功能，其气以降为主，胆有赖于心火的温煦方能保持生理之常，而胆气下降有助于心火降于下焦，不致心火独盛于上，又可助下焦肾水之蒸腾。

过敏性疾病一般发病机制较为复杂，但均存在过敏原及先天禀赋不足两方面因素，过敏原通常具有明显的季节性和地域性，发作前常有鼻、咽、肺、肌肤瘙痒等症状，具有急性发作与缓解交替进行的发病过程，与中医所谓“风”之表现相类似。中医认为“治风先治血，血行风自灭”，又有“诸痛痒疮，皆属于心”，故选取与心相关的穴位有行血祛风之功。另过敏性疾病之反复发作，每每是由于痰饮瘀血内停所致，归根结底则是气机运行不畅引起，故疏调气机为根本治法之一。因肝主疏泄，肝胆相表里，且少阳主枢，针灸与胆相关的穴位可疏调气机。

五、预防调摄

1. **避免接触可诱发瘾疹的常见因素** 如花粉、屋尘、动物皮屑、汽油、油漆、杀虫喷雾剂、农药、煤气等。

2. **忌食某些易引起过敏的食物** ①海鲜:鱼、虾、蟹、贝、海鲜类;②发物:牛、羊、狗、驴、鸡、鸭、鹅、鸽肉、蚕蛹、香菜、竹笋、豆腐豆浆及各类豆制品,木耳、蘑菇等真菌类食品;③湿疹患者:还应再忌禽蛋、南瓜,牛奶、奶糖、雪糕等各类奶制品。

注:平时多以吃猪皮、淡水鱼及瓜类蔬菜,如丝瓜、苦瓜、黄瓜、冬瓜类,可炒食或做汤。

3. **中药调理常规忌口范围** ①凉:凉水、凉菜、凉饭、所有水果等;②辛辣刺激:辣椒、葱、姜、蒜、韭菜、酒类、茶、咖啡等。

注:葱姜蒜忌口生食,在炒菜调料、做汤时可少量添加。

4. **其他注意事项** 避免精神刺激和过度劳累,加强体质锻炼,养成良好作息习惯。特别是应用过激素药、免疫抑制剂、生物制剂等西医疗法的患者,在中医治疗中,会出现典型的"里邪出表""阴病转阳"过程,如皮损增加、渗液、脱屑、瘙痒等,此为正常正邪交争代谢这个过程长短和程度,会受病史时间、之前疗法的剂量疗程、季节因素、体表皮损面积比例等因素的不同而有差异。这个过程,需要客观地认识,始能守得云开见月明。

第十一章　多囊卵巢综合征

一、概　　述

多囊卵巢综合征（PCOS），是一种生殖功能障碍与糖代谢异常并存的内分紊乱综合征，持续性无排卵、雄激素过多和胰岛素抵抗是其重要特征，是育龄妇女常见的疾病，多数病发于青春期。是下丘脑 - 垂体 - 卵巢轴功能失调以致造成持续性无排卵，主要的临床表现为月经稀发，甚至闭经、不孕、多毛、肥胖、黑棘皮，以及双侧卵巢呈多囊性增大。

（1）月经不调：多表现为月经稀发或闭经，闭经前常有经量过少或月经稀发过或不规则子宫出血，点滴不尽。

（2）不孕：主要由排卵障碍所致，若妊娠也易出现流产等不良妊娠结局。

（3）多毛：青春期前后毛发增多增粗，四肢毛发明显，尤其胡了、肚脐周围。

（4）痤疮：多见油性皮肤和痤疮，以颜面、背部较著。

（5）肥胖：多始于青春期前后，且难以控制；常伴有胰岛素抵抗、血脂异常等内分泌疾病。

（6）黑棘皮症：常在阴唇、项背部、腋下、乳房下和腹股沟等处出现皮肤灰褐色色素沉着，呈对称性，皮肤增厚。

（7）B 超检查：可见卵巢增大，包膜回声增强，轮廓较光滑，间质回声增强；一侧或两侧卵巢可见 12 个及以上直径 2~9mm 的无回声区。连续监测未见优势卵泡发育和排卵迹象。

（8）基础激素测定：①血清睾酮 T 水平通常不超过正常范围上限 2 倍（如果 T 水平高于正常值上界 2 倍，要排除卵巢和肾上腺肿瘤的可能）。②卵泡早期血清 FSH 值正常或偏低，而 LH 值升高，但无排卵前 LH 峰值出现。LH/FSH 比值 >2~3。③部分患者血清泌乳素偏高者，注意排除伴随垂体瘤。

（9）诊断性刮宫：月经前或月经来潮 6 小时内行诊断性刮宫，子宫内膜呈增生期或增生过长，无分泌期变化。对年龄 >35 岁子宫内膜增厚的患者应进行诊断性刮宫，以早期发现子宫内膜不典型增生或子宫内膜癌。

（10）其他：腹型肥胖患者，应检测空腹血糖、空腹胰岛素、口服葡萄糖耐量试验（OGTT）、葡萄糖负荷后血清胰岛素以及各项血脂水平。

PCOS 的诊断是排除性诊断。目前采用较多的是鹿特丹诊断标准：①稀发排卵或无排卵；②高雄激素的临床表现和 / 或高雄激素血症；③卵巢多囊样改变：超声提示一侧或双侧卵巢直径 2~9mm 的卵泡≥12 个，和 / 或卵巢体积≥10ml；④前 3 项中符合 2 项并排除其他高雄激素病因。为更适应我国临床实际，原卫生部颁布了指导性文件《多囊卵巢综合征诊断》（WS330-2011），具体如下：月经稀发、闭经或不规则子宫出血是诊断的必需条件；同时符合下列 2 项中的一项，并排除其他可能引起高雄激素和排卵异常的疾病即可诊断为 PCOS：①高雄激素的临床表现或高雄激素血症；②超声表现为多囊卵巢。

2023 年最新指南指出成年女性 >20 岁，只有单一存在“排卵障碍”或高雄激素时，为明确诊断才检测 AMH；AMH 与超声检查二者选其一即可，避免单用 AMH 来诊断 PCOS。

中医学古籍中没有“多囊卵巢综合征”的病名记载，根据其临床表现，属于中医学闭经、月经后期、崩漏、不孕等范畴。古代《丹溪心法》中“肥盛妇人，禀受甚厚，恣于酒食，经水不调，不能成孕，以躯脂满溢，湿痰闭塞子宫故也”之记载。

二、病因病机

早在《黄帝内经》中，《素问 · 上古天真论》指出“女子七岁肾气盛，齿更发长，二七而天癸至，任脉通，太冲脉盛，月事以时下，故有子 ......”胞宫虽是月经产生的主要器官，但必须时在肾气旺盛、天癸生发、冲任通盛的条件下，才能发挥正常生理功能，肾、天癸及冲任与月经的密切关系，与西医学的下丘脑 - 垂体 - 卵巢 - 子宫的作用环路相对应，这为中医的“补肾气，调冲任”的方法治疗提供依据。

多囊卵巢综合征的病因病机虽颇复杂，不外湿、痰、瘀、虚等几个方面。在五脏中，中医认为月经与肝、脾、肾关系密切，以及外受风、寒、湿、热等六淫之邪内侵，临床上以肾虚为多见，痰湿瘀阻有关。剖析其临床表现考虑本质则为无排卵、或稀发排卵，有时不一定有明显的全身症状。中医注重整体观念，提倡“天人合一”，不同地域名医对多囊卵巢综合征的认识和治疗有差异，岭南地区气候湿润炎热，常见病多以湿为主，湿生痰，日久易化火，岭南医学结合当地气候、生活方式等。近代妇科专家刘奉五认为“调治月经似是治血而非治血，而是治疗天癸和调整脏腑功能”。现代岭南名医罗颂平认为高雄激素的多囊卵巢综合征往往表现为肝火亢盛，容易痤疮，而胰岛素抵抗的多囊卵巢综合征则常常表现为脾虚痰湿，卵巢功能减退者则以肾阴虚或脾肾不足多见，高泌乳素者则常有肝郁。对此，调经之法常以补肾、健脾、化湿、祛痰、理气、疏肝、活血、化瘀等，结合体质情况，临床多综合辨证而用。

岭南针灸名家符文彬教授认为月经病与足三阴经、足阳明经、任脉、冲脉相关，与肝、脾、肾等脏腑关系密切，多囊卵巢综合征多因血寒凝滞、痰湿阻滞、肝气郁滞、肾气亏虚等导致冲任不畅、胞宫失养所致，针灸治疗本病重在调整月经周期，按辨病与辨证结合。

1. 肾虚

先天不足，禀赋素弱，或年少多病伤后天之本，天癸形成之源不足，冲任不盛，血海不盈，而致月经后期，甚至经闭不行而难以受孕。

2. 脾虚痰湿阻滞

素体脾虚，运化功能失调，水湿内停，湿聚成痰；或素体肥胖，脂膜壅塞，阻滞冲任，经血不行，甚至不孕。

3. 肝郁气滞

情志内伤，肝气郁结，气机运行不畅；或经行、产后调摄不慎，或房室所伤，邪气与余血搏结，瘀阻冲任，而致月经不行、不孕。

4. 寒凝血瘀

养生不当，常饮冷饮，外感风寒，寒凝胞宫，阻滞气血，气血运行不畅而成瘀，而致月经紊乱、不孕。

三、辨证论治

基本治法以调冲任、理经血为原则，辨证加减。

治疗多囊卵巢应分青春期和育龄期两个阶段，有无生育需求为目的。青春期重在调经控制体重，调节情绪；育龄期以助孕为目的。因其临床表现不一，涉及多个系统，病程缠绵日久，多数此类患者注意观察其情绪变化。青春期表现月经稀发及体重不可控制增长，避免出现闭经或子宫内膜长期增厚。育龄期多由于无排卵而影响生育，孕后容易流产，需早期干预，孕期保胎，及时观察；生育后即使无生育需求亦需长期治疗，防止子宫内膜癌、糖尿病、心血管疾病等远期并发症的发生，其一般预后尚可。

（一）肾虚证

【**症状**】月经后期或闭经，腰膝酸软，性欲减退，面色晦暗，舌淡苔白，脉沉细。

【**治法**】补肾调经。

【**方药**】右归丸加减。熟地黄、山药、山萸肉、枸杞、菟丝子、杜仲、当归、肉桂。

畏冷甚者，加桂枝、干姜；月经量少者，加鸡血藤、艾叶；脾胃虚弱者，加党参、白术等。

【**主穴**】关元、气海、归来、三阴交、肾俞、太溪。

加减：头晕耳鸣者，加百会、听宫；月经量少有血块者，加血海、子宫。

（二）肝郁气滞证

【**症状**】月经不调，经前乳房胀痛，情绪抑郁或易怒，胸胁胀满，舌红苔薄黄，脉弦。

【**治法**】疏肝理气，调经止痛。

【**方药**】柴胡疏肝散加减。陈皮、柴胡、川芎、香附、枳壳、白芍、赤芍、当归、甘草。

加减：口苦舌红者，加黄芩、川楝子、栀子等；口干舌红苔少者，加沙参、麦冬、枸杞等。

【**主穴**】百会、四神聪、关元、气海、归来、三阴交、期门、太冲。

加减：实证便秘者，加天枢、曲池；失眠严重者，加印堂、本神。

（三）脾虚痰湿阻滞证

【**症状**】月经稀发或闭经，形体肥胖，胸闷痰多，倦怠乏力，舌淡胖苔白腻，脉滑

【**方药**】参苓白术散合苍附导痰汤加减。半夏、天南星、陈皮、茯苓、党参、白术、苍术、香附、薏苡仁、莲子等。

加减：月经量少，加红花、桃仁、路路通；怕冷者，加桂枝、干姜；便溏者，加枳实、肉桂等。

【治法】活血化瘀，化痰通络。

【主穴】关元、气海、归来、三阴交、足三里、丰隆、脾俞、中脘。

加减：肥胖者，加天枢、大横、带脉。

（四）寒凝血瘀证

【症状】月经后期或闭经，经色紫暗有块，小腹疼痛拒按，舌紫暗或有瘀点，脉涩。

【治法】温经止痛，活血化瘀。

【方药】少腹逐瘀汤加减。小茴香、干姜、延胡索、没药、当归、川芎、肉桂、赤芍、蒲黄、五灵脂等。

加减：血块较多者，加香附、益母草、泽兰；体型肥胖口黏痰多者，加桂枝、茯苓、半夏、陈皮等。

【主穴】关元、气海、归来、三阴交、血海、命门、膈俞。

加减：腰、腹部冰冷者，重灸神阙、八髎穴；全身怕冷者，予督脉隔姜灸。

四、医案解要

（一）符文彬医案

李某某，女，29 岁，2011 年 5 月 26 日初诊。

【病史】月经延后 1 周至数月不等，pmp3 月 23 日，lmp5 月 8 日，经期持续 4-5 日，无痛经，有血块，经色鲜红，量中，少许腰酸，经前乳房胀痛，纳眠可，时烦躁易怒，少许口干无口苦，少许畏寒。苔白舌淡红，脉缓。辅助检查：甲状腺结节术后。B 超：双侧乳腺增生声像；双侧卵巢注意多囊改变。

【刻下症】时烦躁易怒，少许口干无口苦，少许畏寒，少许腰酸，纳眠可。苔白舌淡红，脉缓。

【诊断】

西医诊断：多囊卵巢综合征。

中医诊断：月经不调。

证候诊断：肝郁气滞，肾虚寒凝。

【治法】疏肝解郁。

【治疗方案】

1. 针刺：四关（双侧合谷、太冲）、人迎（双）、引气归元。

2. 艾灸：气海、关元、子宫、八髎各 5 壮。

3. 埋针：心俞、肝俞交替。

诊疗经过：以上方为主，每周 2 次。经过 5 次治疗后月经正常来潮，腰酸等症状改善。为进一步巩固治疗，每周治疗 1 次。

【按】月经不调由外感寒热湿邪、内伤七情、饮食不解、劳倦过度、素体虚弱等因素引起脏腑功能失调，气血不和，冲任二脉损伤，以及肾 - 冲任 - 胞宫轴失调。本案患者有明显的月经延后、腰酸、经行乳胀痛等表现，符师认为此病气机不利为基础，与肾、肝、脾三脏相关。因此，选用四关（双侧合谷、太冲）调节一身气机，人迎有调节内分泌的功效，可以调神、理气；腹针引气归元（中脘、下脘、气海、关元）调节脏腑经气，统一先后天之气，促进脏腑经络正常运行。灸气海、关元，温养任脉，灸子宫加强局部治疗，进一步刺激胞宫经气流注，协助冲任统摄之力，同时配合八髎，更加强对腰骶部精气刺激，助下焦，益元阴、元阳。最后，符师认为心主神明，而肝主谋虑，两者协调，有利气机畅达，皮内针埋针双侧心俞、肝俞四穴可以维持且巩固疗效。

（二）薛爱国医案

于某某，女性，30 岁，未婚，2024 年 4 月 4 日初诊。

【病史】经前情绪波动半年。工作压力大，经前情绪波动较大，易暴躁，情绪不佳时暴饮暴食，乳房胀痛，面部长痘，体重半年增加 10kg 左右。眠差，入睡困难，易醒。患者目前精神好，体力正常，二便调。lmp：2022 年 3 月 12 日，经量少，色红，有血块，周期尚规律，一般多延后 3~5 天。2021 年外院诊断多囊卵巢综合征，外院间断服用抗焦虑抑郁药物。

【刻下症】工作压力大，情绪波动较大，易暴躁，易哭易笑，经常胸闷，腹胀，胃部胀满感，口干，嗳气，矢气多，肩颈紧绷酸痛不适，眠差，入睡困难，易醒。舌瘦苔白，边有齿痕，脉弦滑。体重 72kg。

【诊断】

西医诊断：焦虑状态；多囊卵巢综合征。

中医诊断：郁证。

证候诊断：肝郁气滞，脾虚痰湿。

【治法】疏肝解郁，健脾祛湿。

【治疗方案】

1. 针刺：风池、肩井、翳风、中府、带脉、引气归元（中脘、下脘、气海、关元）足三里、三阴交、四关（太冲、合谷）。

2. 拔罐：膀胱经。

每周按上方针刺治疗2次，共4周，月经正常来潮，情绪得到控制，不再暴饮暴食，体重较前有下降，肩颈轻松，睡眠改善，后为进一步巩固每周针刺一次，嘱以配合腹式呼吸，适当户外运动。

【按】多囊卵巢综合征在西医学上是内分泌紊乱的代谢性疾病，往往常伴有月经不规律，肥胖，临床上常见患者多伴随抑郁倾向，蒋宝素在《问斋医案》中说："女子肝无不郁"；"女子以肝为先天"，肝主藏血，主疏泄，喜条达；脾胃主运化水谷精微，得肝之枢调才能正常运行，肝失疏泄，乘犯脾胃而为病。本案患者有明显情绪波动，易暴躁，易哭易笑，经常胸闷，腹胀，胃部胀满感等表现，薛师认为此为肝郁气滞，脾虚痰湿，因此选用风池、肩井，针刺时采用恢刺手法达到舒筋通络止痛，疏肝解郁之功；中府为肺经首穴、募穴，心主血脉，肺朝百脉，张介宾指出"中府，藏气也"，中府穴，为全身气血总开关，具有调摄周身气血之功，调节中枢神经、交感神经，从而调节情绪；配合引气归元以加强调气，调畅中焦脾胃，通调气血，同时激发任脉，濡养胞宫；带脉固摄冲任，四关穴疏肝解郁，足三里、三阴交健脾益气，活血化瘀调经，使气血生化有源，运行调畅而不涣散。薛师认为多囊卵巢综合征患者不一定出现月经不调，其抑郁倾向发作不定时，对疾病认识不够全面，要注意与患者沟通病情，建议患者多户外运动以调节情志，使之精神放松，保持开朗，同时控制体重。

（三）薛爱国医案

赵某，女性，24岁，未婚，2024年3月5日初诊。

【病史】3年余前无明显诱因后发现月经不规律，最长半年未至，体重增长约15kg，外院诊断多囊卵巢综合征，2021年外院妇科彩超：双侧卵巢内小卵泡各约10~12个/切面，大小直径5~7mm。曾尝试节食和运动后体重稍下降，但自觉疲倦，无反酸嗳气，无恶心呕吐，无口干口苦，胃口佳，常主动熬夜。

【刻下症】患者目前精神好，体力正常，食欲佳，有熬夜，偶便秘，进食生冷食物后易便溏，平素大便不成形，情绪控制不佳，遇事容易流泪，LMP：2024

年 2 月 25 日，PMP：2023 年 8 月 30 日，无痛经，有血块。体型肥胖，身高：162cm，体重：81.5kg。腹围 93~97cm。舌象脉象：舌淡暗边有齿痕，苔薄，脉细滑。

【诊断】

西医诊断：多囊卵巢综合征。

中医诊断：月经不调。

证候诊断：肝郁脾虚痰湿。

【治法】疏肝解郁，健脾祛湿。

【治疗方案】

1. 埋线：带脉、引气归元（中脘、下脘、气海、关元、）、双侧天枢、双侧大横、双侧肝俞、双侧脾俞、双侧丰隆、双侧血海等。

2. 拔罐：膀胱经、腹部带脉、任脉、胃经局部穴位。

每 2 周按上方埋线 1 次，3 个月为 1 个疗程。嘱以配合腹式呼吸，适当运动锻炼，优质蛋白，少糖，避免油腻煎炸食品。

3. 2024 年 4 月 12 日第 3 次复诊，LMP：2024 年 3 月 31 日，情绪较前能控制，性格较前开朗，无熬夜，体重减至 78.49kg，腹围 90~96cm。

4. 2024 年 6 月 23 日第 8 次复诊，LMP：2024 年 5 月 18 日，体重 74.7kg，腹围 89~92cm。患者诉较满意治疗效果，坚持第 2 个疗程，继续 2 周埋一次线。

5. 2024 年 9 月 25 日第 14 次复诊，LMP：2024 年 8 月 27 日，PMP：2024 年 7 月 25 日，PPMP：2024 年 6 月 25 日，体重 70kg。腹围 86~88cm，为巩固效果，嘱患者每月治疗 1 次。

【按】多囊卵巢综合征在西医学上是内分泌紊乱的代谢性疾病，往往常伴有月经不规律，严重者有闭经，肥胖，临床上常见患者多伴随情绪问题，且其肥胖常常伴有胰岛素抵抗，体重比较难下降，本案患者有便秘与腹泻交替的脾虚表现，薛师认为此患者为未婚未育，暂无生育需求，有减重与调经目的，本次治疗采用穴位埋线法，是将人体易吸收的胶原蛋白线或 PGA 缝合线埋入穴位中，起到长期刺激穴位的作用，调经与减肥两个功效集中于一体的治疗。辨证分析为肝郁脾虚痰湿，应予疏肝健脾，祛湿化痰调经，选用引气归元以加强调气，调畅中焦脾胃，通调气血，膀胱经肝俞、脾俞疏肝健脾，血海活血化瘀调经，丰隆化痰祛湿，天枢、大横调理脾胃，润肠通便。《针灸甲乙经》记载“妇人少腹坚痛，月水不通，带脉主之”。与天枢、大横一起横腰一周，带脉横腰一周，主要由腹部腹直肌、腹横肌、腹内外斜肌等形成肌肉群，通过腹式呼吸及腹部的收缩训练调节腹部脏器周围的植物神经，促进调节人体消化、吸收、代谢的过程。多囊卵巢综合征的治疗过度节食减肥甚至会出现卵巢功能减退或闭经状态，需要长时间的生活方式调整，配合运动，调节情绪，需要科学减重。

（四）罗树雄医案

梁某某，女性，时年 28 岁，未婚。2024 年 12 月 4 日初诊。

【病史】月经不规律 5 年，周期 35~90 天不等，LMP：2024 年 6 月 2 日，月经量少，色黑，用护垫即可，PMP：2024 年 2 月 1 日，平素有熬夜，作息不规律，脑力写作，纳可，入睡可，睡至天亮。体重未见明显变化。

【刻下症】LMP：2024 年 6 月 2 日，月经量少，用护垫即可，PMP：2024 年 2 月 1 日，平素有熬夜，作息不规律，脑力写作，喜冷饮，纳可，入睡可，睡至天亮。舌暗淡苔薄，舌下脉络瘀黑，脉弦细。

【诊断】

西医诊断：闭经；多囊卵巢综合征。

中医诊断：闭经。

证候诊断：寒凝血瘀证。

【功效】温经通络，活血通经。

【治疗方案】

1. 针刺：八髎穴、风池、百会。
2. 艾灸：八髎穴隔姜灸。
3. 埋针：耳甲区。

嘱患者停止熬夜、冷饮，调畅情志，每周 2 次针灸。3 个月为 1 个疗程。

一诊针刺结束后第 2 天患者月经至，量少，患者惊喜针灸之神奇，故第 2 天继续复诊，继续上方治疗方案，2 天后随访患者诉本次月经较前量多，有血块，需用夜用卫生巾，嘱其后期规律复诊。

【按】罗树雄认为八髎穴包含两侧上髎、次髎、中髎、下髎共八个穴位，位于腰骶区骶后孔，八髎穴下有丰富的骶神经和血管，在妇科临床上，特别是通过针刺八髎穴对骶神经的调节，影响局部盆腔器官的神经调节，并通过对自主神经调节血管收缩，改善局部血液循环，具有调节月经、改善生殖系统问题；刺激骶神经传入脊髓，影响中枢神经系统的调控，通过下丘脑 - 垂体 - 肾上腺轴，调节激素水平，影响内分泌系统，古代医学记载八髎穴的针刺深度皆达或超过2寸，针尖不仅要刺入骶后孔且要精准触及骶前孔的深度，与现代神经外科学的骶神经调控（SNM）不仅操作相近，而且主治范围功效也越来越相近。该患者长期熬夜，作息不规律，脑力写作，影响中枢，中医讲肝主藏血，常饮冷饮，寒凝胞宫，血脉不通，八髎穴隔姜灸利用生姜与艾叶的作用温经通络，活血化瘀通经。风池、百会通督调髓，醒脑开窍，调节交感神经；耳甲区主要由迷走神经及其他神经支配，刺激耳甲区可与中枢神经整合，通过对自主神经 - 内分泌轴调节内脏，其本质是“耳 - 迷走 - 脑 - 靶器官”，形成神经调控，调节内脏及情绪。最新指南表明多囊卵巢综合征一年应有至少8次月经，其调经周期较长，至少3个月为1个疗程。

名家验方

调经促孕十三针（房緊恭方）

张某，女，31岁，已婚。2021年7月初诊。

病史：月经不调2年余，现月经量少，3天左右。少许痛经、腰酸，月经量正常。有怕冷，容易上火，口干，平素气短乏力，夜眠欠佳，易醒，夜尿1~2次，大便可。既往每次月经延迟7天余，G1A0P1，自然流产1胎（7周），已婚未育，2023年1月13日行宫腔镜下清宫术，病理:（宫腔）增殖期子宫内膜，伴子宫内膜息肉。

西医诊断：多囊卵巢综合征；不孕。

中医诊断：月经不规则；不孕症。

证候诊断：肝郁脾虚，冲任失调证。

治法：调冲任，养胞宫，补肝肾，安神志。

组穴：

穴组1：关元、中脘、天枢（双）、子宫（双）、大赫（双）、百会、神庭、本神（双）、足三里（双）、三阴交（双）、太冲穴（双）。

穴组2：肾俞（双）、次髎（双）、太溪（双）、百会。

耳穴：心、肾、内分泌、交感、生殖3天一次。

两组交替使用3次/周，每次25分钟，两次组穴1，1次组穴2，3个月为1个疗程，其间可正常同房备孕，经过2个周期治疗后，2024年2月1日自测尿妊娠阳性，孕后继续针灸安胎。2月2日彩超提示宫内早孕，孕7+周，存活。继续治疗1周后停止治疗。

按：房繄恭认为，冲任失调是月经不调的关键。《灵枢·五音五味》：指出"冲脉、任脉皆起于胞中。"。叶天士《临证指南》指出"不孕、经不调，冲脉病也"。任主胞胎，冲为血海，任脉为阴脉之海，冲脉为诸精气血之精要又为血海，肝藏血，女子以肝为先天，以血为本，故冲任二脉主要与女子的生殖功能有关，凡月经失调、孕育失常多以调冲任为主。肾精亏虚是根本原因。如《黄帝内经》中记载："女子七岁，肾气盛，齿更发长……七七，任脉虚，太冲脉衰少，天癸竭，地道不通，故形坏而无子也。"

肝郁，造成情志失调，心主神明司五志，调节控制情志活动，诸多患者有睡眠障碍和情志不调，治疗过程必须重视调节情志。中脘、关元、大赫、子宫调理冲任、胞宫，肾俞、足三里、太溪健脾补肾，太冲、三阴交疏肝理气，活血调经，百会、本神、神庭安神志，总方共奏调冲任、安神志、补肝肾。从西医来说，多囊卵巢综合征患者卵泡生长缓慢，排卵障碍，十三针能调整下丘脑-垂体-性腺轴的功能，使生殖内分泌恢复正常，从而恢复自身排卵功能，同时能提高雌激素水平。两者的结合加强排卵功效。

特色疗法

1. **房氏调经促孕十三针**　该法是针灸助孕调经门诊采用房繄恭教授首创的调经促孕十三针，以"调冲任，补肝肾，安神志"的三位一体治则，以达到"唤醒卵巢"，改善卵巢功能，促进月经周期恢复，具有调经、促孕、安胎、抗衰的功效，发挥针灸在自然受孕及辅助生殖、及妇科疾病的优势作用。

2. **腹部任脉灸及腰骶部八髎灸**　任主胞宫，八髎穴在骶部与督脉关系密切，任脉、督脉、冲脉三脉同起于胞中，“一源三歧”，盆骶部的腧穴如八髎穴等为“主治所在”，对于胞宫疾患作用更为直接。八髎穴具有调补冲任、调经理气的功效，联合生姜、艾叶组合而成的铺姜灸时间长、灸力足、温通力强，可起到温督通任、鼓舞正气、强壮真元、调节阴阳气血等作用温经散寒的功效，起到调节月经，对月经病、妇科病及生殖系统疾病有较好效果。

3. **埋线法**　将人体易吸收的胶原蛋白线或 PGA 缝合线辨证分析后埋入穴位中，起到长期刺激穴位的作用，调经与减肥两个功效集中于一体的治疗。选穴一般采用上述主穴及辨证加减或者房氏十三针中部分穴位，12~14 天治疗一次，适合平时没有时间治疗的上班族人群。

4. **罐法**　选取中脘、天枢、带脉、关元、归来、足三里、丰隆等拔罐，激发局部经气，加速脂肪代谢等；腹部、后背及大腿部位可选择走罐疗法，每周 3 次，共治疗 8~12 周。

五、预防调摄

（一）劳逸结合、调畅情绪

《素问 · 阴阳应象大论》里有述“怒伤肝，喜伤心，思伤恐，忧伤肺，恐伤肾”，人的情志变化与中医肝的生理和病理密切相关。随着现代生活节奏不断加快，月经不调问题甚至多囊卵巢综合征患者越来越多，所以我们应该关心自己的生理、心理状态，一旦发现问题尽早正规就医，及早治疗。多囊卵巢综合征患者有抑郁倾向，且由于部分患者体重不由控制增长，家人或身边朋友应给予适当观察，多一份安慰。

（二）饮食均衡

一般说来，多囊患者的饮食宜规律，不暴饮暴食，适合优质蛋白、清淡、低盐低脂低糖少碳水，可常食用牛肉、虾、鱼、蛋、蔬菜、粗粮等食物，而肥甘厚腻及甜食之品（如肥肉、油腻、甜品等）容易生痰湿，不宜多食。

中医根据辨证论治，根据患者不同的体质和病因，以下提供几种食疗仅供参考。

1. **肾虚型**

（1）食疗原则：补肾填精。

（2）食疗食物：枸杞、熟地黄、芡实、山药、猪腰子、黄精、杜仲、莲子、板栗等。

（3）食谱：猪腰杜仲汤。

2. **肝郁气滞型**

（1）食疗原则：疏肝解郁，行气活血。

（2）食疗食物：玫瑰花、陈皮、薄荷、佛手、浮小麦、合欢花、萝卜等。

（3）食谱：玫瑰丸、玫瑰花茶。

3. **痰湿阻滞型**

（1）食疗原则：健脾化痰。

（2）食疗食物：五指毛桃、茯苓、党参、陈皮、萝卜、芡实、赤小豆、薏苡仁、海带等。

（3）食谱：龙骨赤小豆薏苡仁海带汤。

4. **寒凝血瘀型**

（1）食疗原则：温经活血。

（2）食疗食物：益母草、甲鱼、肉桂、生姜、当归、白芷、小茴香、羊肉、川芎等。

（3）食谱：当归生姜羊肉汤。

（三）加强锻炼，增强体质

尤其是肥胖型多囊卵巢患者，每周3~4次至少保持40分钟以上有氧锻炼，如快走、跑步、游泳、跳操、打球等，瘦型多囊卵巢综合征患者宜力量训练，增强肌肉；虚症多囊卵巢综合征患者无论胖瘦宜以柔和性锻炼为主，持之以恒，循序渐进，从而达到增强体质，如太极拳、八段锦、气功五禽戏、瑜伽、普拉提等。

（四）家庭自我中医保健

1. **推拿**

（1）太溪：在踝区，内踝尖与跟腱之间的凹陷中。用大拇指指腹点、按、揉双侧太溪穴，可用艾灸悬灸或者麦粒灸技术，有滋肾壮阳填精的功效。

（2）太冲：在足背，在第1、第2跖骨间，跖骨底结合部前方凹陷中，或触及动脉搏动、用大拇指指腹点、按、揉双侧太冲穴，局部酸胀感，有疏肝解郁的功效。

（3）三阴交：在小腿内侧，在内踝尖上 3 寸，胫骨内侧缘后际。用大拇指指腹点、按、揉双侧三阴交穴，局部有酸胀发热感为度。可用艾灸悬灸或者麦粒灸技术，有补血活血调经的功效。

（4）丰隆：在小腿外侧，外踝尖上 8 寸，胫骨前肌的外缘，用拇指点、按、揉双侧丰隆穴，局部有酸胀感为度，或在此处涂润滑油，用刮痧板上下刮痧、点按，以局部出痧或红润为度，有泻热祛痰减肥的功效。

（5）足三里：在小腿外侧，犊鼻下 3 寸，犊鼻与解溪连线，用拇指点、按、揉双侧足三里，局部有酸胀发热感为度，亦可用艾灸悬灸或者麦粒灸技术，有健脾和胃，补气生血的功效。

（6）摩腹：以右手掌面贴于脐周，左手掌按于右手背，加强力量，以脐为中心顺时针缓慢均匀摩腹 5 分钟，以内腹有热感为度。可自行用艾条悬灸或艾灸盒艾灸腹部，此法可温经暖宫，理气健脾。

2. 中药泡茶

腹胀满等痰湿中阻表现，可服用陈皮茯苓饮（陈皮 10g、茯苓 20g）；如面色晦暗、月经量少等气滞血瘀，可加用玫瑰 10g；若出现眼花腰膝酸软等肝肾不足的表现，可服用枸杞桑葚饮（桑葚 10g、枸杞子 10g）；若出现神疲气短、乏力等气虚的表现，可服用益气茶（黄芪、党参、麦冬、陈皮各 10g）。

3. 中药足浴

主要是借助沐足泡洗时药液的温热之力及药物本身的功效，对足部经络穴位的刺激及局部皮肤透皮的吸收起效。中药足浴需要保持水平面高于踝关节，水温以 38~45℃为宜，其间可适当加温水保持水温，至后背微微渗汗即可，不宜大汗淋漓。足浴的时间控制在 15~20 分钟，饭前或饭后 30 分钟以内或过饥、过饱状态均不适合足浴。若出现头晕症状加重，应暂停足浴并平卧休息可选用花椒、艾叶、生姜等煮水泡脚，有温经活血通络的功效，促进血液循环，更有改善睡眠的功效。

第十二章　痛经

一、概　　述

痛经指妇女正值经期或经行前后出现周期性小腹疼痛或痛引腰骶，甚则剧痛难忍，并伴有恶心呕吐，头昏厥逆等症者，称为痛经，又称“经行腹痛”。始见于《诸病源候论·卷之三十七》“妇人月水来腹痛者，由劳伤气血，以致体虚，受风冷之气，客于胞络，损冲任之脉，其经血虚，受风冷，故月水将来之际，血气动于风冷，风冷与血气相击，故令痛也”，提出经期腹痛是由风寒客于冲任导致气血凝滞引起的。明代《景岳全书·妇人规》记载“经行腹痛，证有虚实。实者，或因寒滞，或因血滞，或因气滞，或因热滞；虚者，有因血虚，有因气虚。然实痛者，多痛于未行之前，经通而痛自减。虚痛者，于既行之后，血去而痛未止，或血去而痛益甚。大都可按、可揉者为虚，拒按、拒揉者为实。有滞无滞，于此可察。但实中有虚，虚中亦有实，此当于形气禀质兼而辨之，当以察意，言不能悉也”。《针灸逢源》中记载了针灸治疗痛经“经期出现头晕目眩、腹部疼痛，可取合谷、内庭、阳交三个穴位治疗，肚脐周围疼痛、月经不调的，可取肾俞、关元、三阴交三穴进行治疗”。西医学将痛经分为原发性痛经和继发性痛经两类，其中原发性痛经是指生殖器官无器质性病变存在时出现的痛经，又称功能性痛经。本章主要论述原发性痛经。

二、病因病机

痛经病位在子宫、冲任，痛经的发生与冲、任二脉以及胞宫的周期生理变化密切相关，与肝肾二脏也有关联。如若经期前后冲任二脉气血不和，经脉受阻，导致胞宫的气血运行不畅，“不通则痛”；或胞宫失于濡养，“不荣则痛”。此外，情志不调、肝气郁结、血行受阻；寒湿之邪客于胞宫，气血运行不畅；气血虚弱，肝肾不足均可使胞脉不通、胞宫失养而引起痛经。常见的分型有气滞血瘀、寒凝血瘀、湿热瘀阻、气血虚弱和肾气亏损。临床上，要根据其疼痛发生的时间、部位、性质、喜按或拒按等不同情况，辨明其虚实寒热，在气在血，一般痛在经前，多属实，痛在经后，多属虚。痛胀俱甚，拒按，多属实；隐痛，喜揉喜按多属虚。

1. 气滞血瘀证

素性抑郁，或愤怒伤肝，气郁不舒，血行失畅，瘀阻子宫、冲任。经前、经期气血下注冲任，或复为情志所伤，壅滞更甚，“不通则痛”，发为痛经。诚如《张氏医通》所云“经行之际……若郁怒则气逆，气逆则血滞于腰腿心腹背胁之间，遇经行时则痛而重”。

2. 寒凝血瘀证

经期产后，感受寒邪，或过食寒凉生冷，寒客冲任，与血相搏，以致子宫、冲任气血失畅。经前、经期气血下注冲任，子宫气血更加壅滞，“不通则痛”。若经前或经期冒雨、涉水、游泳，久居阴湿之地，则发为寒湿凝滞证痛经。《傅青主女科》即有“夫寒湿乃邪气也，妇人有冲任之脉居于下焦……经水由二经而外出，而寒湿满二经而内乱，两相争而作疼痛”之论述。

3. 湿热瘀阻证

素体湿热内蕴，或经期、产后摄生不慎感受湿热之邪，与血相搏，流注冲任，蕴结宫中，气血失畅。经前、经期气血下注，子宫、冲任气血壅滞更甚，“不通则痛”，致使经行腹痛。

4. 气血虚弱证

脾胃素虚，化源匮乏，大病久病或大失血后气血不足，冲任气血虚少，行经后血海气血愈虚，不能濡养冲任、子宫；兼之气虚无力流通血气，因而发为痛经。《景岳全书·妇人规》云：“凡人之气血犹源泉也，盛则流畅，少则壅滞，故气血不虚则不滞。”

5. 肾气亏损证

禀赋素弱，或多产房劳伤损，精血不足，经后血海空虚，冲任、子宫失于濡养，“不荣则痛”发为痛经。《傅青主女科》已有“妇人有少腹疼于行经之后者，人以为气血之虚也，谁知是肾气之涸乎”的认识。

三、辨证论治

痛经辨证首先当识别痛证的属性。根据疼痛发生的时间、性质、部位及痛的程度，结合月经期、量、色、质、兼证、舌脉，并根据素体情况，参考发病相关因素等辨其寒热虚实。一般痛在经前、经期之初、中多属实；痛在月经将净或经后多属虚。疼痛剧烈、拒按、掣痛、绞痛、灼痛、刺痛属实；隐隐作痛、坠痛、喜揉喜按多属虚。痛甚于胀，血块排出疼痛则减轻或刺痛、持续作痛者多为血瘀；胀甚于痛，时痛时止者多为气滞。绞痛、冷痛得热痛减多属寒；灼痛得热痛增多为热。痛在两侧少腹病多在肝，痛在腰际病多在肾。

痛经以实证居多，而虚证较少，亦有证情复杂，实中有虚，虚中有实，虚实兼夹者，需知常达变。因本病病位在子宫、冲任，变化在气血，故痛经的治疗原则，以调理冲任、胞宫气血为主。又须根据不同的证候，或行气，或活血，或散寒，或清热，或补虚，或泻实。治疗分两步：月经期调血止痛以治标；平时辨证求因以治本，标本急缓，主次有序地阶段调治，同时应因时制宜，选择最佳治疗时机。一般来说，实证者应着重在经前 5~10 天治疗，用药以疏通气血为主，重在消除气机之郁滞和血脉之瘀阻，使气血流畅，通则不痛；虚证者则重在行经末期和经后 3~7 天治疗，以养血益精为主，补精血之不足，使胞宫得以濡养，荣则不痛。一般 3 个周期为一疗程。

（一）气滞血瘀证

【症状】经前或经期小腹胀痛，胀甚于痛，经行不畅，月经量少，常伴有血块，兼见胸胁乳房胀痛，舌质暗或有瘀斑，苔薄，脉沉弦。

【治法】理气行滞，化瘀止痛。

【方药】膈下逐瘀汤（《医林改错》）。

红花 9g，桃仁 9g，五灵脂 6g，赤芍 6g，牡丹皮 6g，延胡索 3g，川芎 6g，当归 9g，香附 4.5g，乌药 6g，枳壳 4.5g，甘草 3g。

方中香附、乌药、枳壳理气行滞，当归、川芎、桃仁、红花、赤芍活血化瘀，延胡索、五灵脂化瘀定痛，甘草缓急止痛、调和诸药，使全方共奏理气行滞，活血止痛之效。肝气夹冲犯胃，痛而恶心呕吐者，加吴茱萸、法半夏、陈皮和胃降逆。小腹胀坠或前后阴坠胀不适，加柴胡、升麻行气升阳。郁而化热，心烦口苦、舌红苔黄、脉数者，加栀子、黄柏、夏枯草。

【选穴】取任脉、足厥阴经穴为主。针用泻法。

处方：关元、三阴交、地机、十七椎、合谷、太冲、次髎。

方义：关元属任脉，通于胞宫，与足三阴经交会，针之行气活血、化瘀止痛，灸之温经散寒、调补冲任；三阴交为足三阴经的交会穴，调理脾、肝、肾；地机为足太阴脾经郄穴，足太阴经循于少腹部，阴经郄穴治血证，可调血通经止痛；十七椎是治疗痛经的经验效穴。太冲为足厥阴原穴，有疏肝解郁、调理气血的作用；合谷调气活血止痛。

配穴：腹胀满加天枢、地机；胁痛加阳陵泉、光明；胸闷加内关。

（二）寒凝血瘀证

【症状】经前或经期小腹冷痛拒按，得热痛减；月经或见推后，量少，经色暗而有血块；面色青白，肢冷畏寒；舌暗苔白，脉沉紧。

【治法】温经散寒，化瘀止痛。

【方药】少腹逐瘀汤（《医林改错》）。

小茴香 1.5g，干姜 3g，延胡索 3g，没药 6g，当归 9g，川芎 6g，官桂 3g，赤芍 6g，蒲黄 9g，五灵脂 6g。

原方治“小腹积块疼痛”或“经血见时，先腰酸少腹胀，或经血一月见三五次，接连不断，断而又来，其色或紫，或黑，或块，或崩漏，兼少腹疼痛，或粉红兼白带，皆能治之”。方中官桂、干姜、小茴香温经散寒，当归、川芎、赤芍养血活血，蒲黄、五灵脂、没药、延胡索化瘀止痛，寒散血行，冲任、子宫血气调和流畅，自无疼痛之虞。寒凝气闭，痛甚而厥，四肢冰凉，冷汗淋漓，加附子、细辛、巴戟天回阳散寒。冷痛较甚，加艾叶、吴茱萸。痛而胀者，酌加乌药、香附、九香虫。若伴肢体酸重不适，苔白腻，或有冒雨、涉水、久居阴湿之地史，乃寒湿为患，宜加苍术、茯苓、薏苡仁、羌活以散寒除湿。

【选穴】取任脉、足太阴经穴为主。针灸并用。

处方：关元、三阴交、地机、十七椎、水道。

方义：关元属任脉，通于胞宫，与足三阴经交会，针之行气活血、化瘀止痛，灸之温经散寒、调补冲任；三阴交为足三阴经的交会穴，调理脾、肝、肾；地机为足太阴脾经郄穴，足太阴经循于少腹部，阴经郄穴治血证，可调血通经止痛；十七椎是治疗痛经的经验效穴。水道属足阳明经穴，功在温经止痛。

配穴：剧痛加次髎、归来；腹痛连腰加命门、肾俞。

（三）湿热瘀阻证

【症状】经前或经期小腹疼痛或胀痛不适，有灼热感，或痛连腰骶，或平时小腹疼痛，经前加剧；经血量多或经期长，色暗红，质稠或夹较多黏液；常带下量多，色黄质稠有臭味；或伴有低热起伏，小便黄赤；舌质红、苔黄腻，脉滑数或弦数。

【治法】清热除湿,化瘀止痛。

【方药】清热调血汤(《古今医鉴》)。

当归 9g,川芎 6g,白芍 9g,生地黄 9g,黄连 6g,香附 9g,桃仁 9g,红花 6g,延胡索 6g,牡丹皮 9g,蓬莪术 6g。

原方治"经水将来,腹中阵阵作痛,乍作乍止,气血俱实"。方中黄连清热燥湿,牡丹皮、生地黄、白芍清热凉血,当归、川芎、桃仁、红花活血化瘀,延胡索、莪术、香附行气活血止痛。加丝瓜络、薏苡仁、败酱草意在增强原方清热除湿之功。若痛连腰骶,加续断、狗脊补肝肾,秦艽清热除湿止痛。伴见月经量多或经期长,酌加地榆、槐花、马齿苋、黄芩凉血止血。带下异常者,加黄柏、土茯苓除湿止带。

【选穴】以任脉、足阳明、足厥阴为主。针用泻法。

处方:中极、地机、蠡沟、带脉、白环俞、阴陵泉。

方义:中极调经水、利膀胱、理下焦。地机为足太阴脾经郄穴,足太阴经循于少腹部,阴经郄穴治血证,可调血通经止痛。蠡沟疏肝理气、清热利湿。带脉调经止带、清热利湿。白环俞调经血、理下焦、治带下。阴陵泉健脾利湿、通利三焦。

配穴:脾虚湿盛,加气海、隐白;肝胆湿热,加合谷、太冲;带下色白,加脾俞、归来;外阴发痒,加曲泉、行间。

(四)气血虚弱证

【症状】经期或经后小腹隐隐作痛,喜按或小腹及阴部空坠不适;月经量少,色淡,质清稀;面色无华,头晕心悸,神疲乏力;舌质淡,脉细无力。

【治法】益气养血,调经止痛。

【方药】圣愈汤(《医宗金鉴》)。

人参 15g,黄芪 15g,熟地黄 20g,当归 15g,川芎 8g,白芍 15g。

原方治"诸恶疮血出过多,心烦不安,不得睡眠"。人参、黄芪补脾益气,熟地黄、白芍、当归、川芎养血和血。气充血沛,子宫、冲任复其濡养,自无疼痛之患。可酌加鸡血藤、桂枝、艾叶、炙甘草养血缓痛。伴腰酸不适,加菟丝子、杜仲补肾壮腰。

【选穴】以任脉、足阳明、足太阴经穴为主。针灸补法。

处方：关元、足三里、三阴交、次髎、十七椎。

方义：关元为任脉穴，又为全身强壮要穴，可补益肝肾，温养冲任；足三里为足阳明胃经穴，功擅补益气血；三阴交可调理肝、脾、肾，健脾益气养血。三穴合用，可使气血充足，胞宫得养，冲任自调。次髎、十七椎是治疗痛经的效穴。

配穴：肾气亏损配太溪、肾俞；气血不足配气海、脾俞。

（五）肾气亏损证

【症状】经期或经期 1~2 天内小腹绵绵作痛，伴腰骶酸痛；经色暗淡，量少质稀薄；头晕耳鸣，面色晦暗，健忘失眠；舌质淡红，苔薄，脉沉细。

【治法】补肾益精，养血止痛。

【方药】调肝汤（《傅青主女科》）。

巴戟天 3g，当归 9g，白芍 9g，山茱萸 9g，阿胶 9g，山药 15g，甘草 3g。

原方治“经来色淡量少，经后少腹疼痛，两胁作胀、腰部酸软，倦怠无力”诸证。方中巴戟天、杜仲、续断补肾壮腰、强筋止痛，乌药温肾散寒，艾叶温经暖宫，当归、熟地黄、白芍滋阴养血，益母草活血调经。肾气实、筋骨坚，阴血充沛，子宫、冲任得以濡煦则疼痛自止。腰骶酸痛，加菟丝子、桑寄生。经血量少、色暗，加鹿角胶、山茱萸、淫羊藿。头晕耳鸣、健忘失眠酌加枸杞子、制何首乌、酸枣仁、柏子仁。夜尿多，小便清长者，加益智仁、桑螵蛸、补骨脂。

【选穴】以任脉、足太阴、足少阴经为主，针灸补法。

处方：三阴交、关元、次髎、足三里、十七椎、太溪、肾俞。

方义：关元为任脉穴及足三阴经的交会穴，可补益肝肾，调和冲任；足三里为足阳明胃经穴，功擅补益气血；三阴交可调理肝、脾、肾，健脾益气养血。三穴合用，可使气血充足，胞宫得养，冲任自调。十七椎可通调诸阳。太溪、肾俞补益肾气。

配穴：气血不足配气海、脾俞；腰膝酸痛配腰眼。

四、医案解要

（一）罗树雄医案

黄某某，女，33 岁，2021 年 10 月 29 日初诊。

【主诉】经期腹部疼痛 10 余年。

【病史】患者于10余年前无明显诱因后发现经期腹部疼痛，伴恶心欲呕，血块多，需服用止痛药，服用后症状稍缓解，平素月经周期规律，经期6~7天，周期27~28天，量中，色暗红，平素怕冷，经前乳房胀痛，LMP：2021年10月13日。患者目前精神尚可，体力正常，食欲一般，睡眠一般，二便正常。舌暗淡，苔薄白，脉沉弦。

【诊断】痛经（寒凝血瘀证）。

【治法】温经散寒，化瘀止痛。

【治疗方案】

针刺：三阴交（双）、地机（双）、气海、关元。

隔姜灸：中极、关元、神阙。

操作：地机强刺激持续行针至痛止，针刺留针30分钟；隔姜灸每穴5炷。

【随诊过程】经3次治疗后，诸症俱减；继续治疗10次症状消失；嘱其注意经期卫生、保暖，避免过食生冷辛辣食物，注意情志调养，避免精神刺激及过度劳累。随访3个月未见复发。

【按】痛经的发生常与饮食生冷、情志不畅、起居不慎、先天禀赋等因素有关。其病位在冲任、胞宫，变化在气血，与冲任二脉及肝肾关系密切。基本病机是不通则痛或不荣则痛。实者为冲任瘀阻，气血运行不畅，胞宫经血流通受阻；虚者为冲任虚损，胞宫、经脉失去濡养。治疗痛经主要是调理冲任气血为本，以通、荣为用，通则不痛，荣则不痛。而在临床论治时，根据不同的症候群，有行气、活血、散寒、清热、补虚、泻实之异，再以标本兼顾论治本病。月经期间调血止痛为标，平时辨证求因以治其本，并结合平素体质情况，或调肝，或益肾，或扶脾，使之气血顺和，冲任流通，经血畅行无阻，则痛经可愈。上述患者属寒凝血瘀，治疗当以温经散寒，化瘀止痛。通过针刺、隔姜灸的方法，针灸并用。针刺所选腧穴可疏通经脉，特别是地机，地机是足太阴脾经的郄穴，郄穴是经脉气血深聚的地方，具有较强的“止痉止痛，行气活血”的功效。地机在治疗妇科疾病中有突出的疗效，能调理气血，理气止痛。可通过持续行针强刺激可快速缓解疼痛，为治疗痛经的有效穴，三阴交是足三阴经的交会穴，是足厥阴肝经、足少阴肾经和足太阴脾经的交会地点，三条经交会在三阴交穴，因为三阴交的特性，所以三阴交有调脾气、养肝血、益肾精的功效，是治疗痛经的经验效穴，中极、关元、神阙为任脉要穴，隔姜灸可温通散寒，温补下元、调理气血，多穴相配共奏温里祛寒，活血化瘀止痛的功效。

（二）薛爱国医案

黄某某，女，时年 24 岁，因“痛经 10 年”于 2019 年 12 月 2 日初诊。

【主诉】经期腹部疼痛 10 余年。

【病史】患者于 10 年前无明显诱因出行经期腹痛，伴头痛，双颞侧为主，易烦躁，口苦，胃纳一般，眠欠佳，梦多，易醒，大便一般。舌胖，边红，苔白，脉滑。

【诊断】痛经（肝郁痰凝证）。

【治法】疏肝解郁，化痰止痛。

【处方】

针刺：百会、印堂、头维、四关穴、三阴交、水道。

精灸：四花穴、命门、肝俞、肾俞、次髎、足三里、涌泉各 1 壮。

刺络：心俞、三焦俞。

埋针：神堂、魂门（双）。

【随诊过程】经 3 次治疗后，诸症俱减；继续治疗 10 次症状消失；随访 3 个月未见复发。

【按】薛爱国教授认为本病是由于冲任瘀阻或胞宫失养所致，与冲脉、任脉、足厥阴经、足太阴经相关，与肝、脾、肾等脏腑关系密切。针灸治疗原发性痛经有较好的效果，但继发性痛经要注意治疗原发病。痛经急性期重在通经止痛，缓解期重在调经理气血防复发；按辨证结合经期特点采用针灸并用。本案主要病机为肝郁痰凝，胞脉受阻。在基础针灸方案上，针刺加中脘、下脘以增强健中化痰之力；精灸加四花穴调气和血、宽胸理气，命门、肝俞、肾俞补肾疏肝，足三里、引气归元，益气健脾化痰，次髎通利下焦，涌泉引火下行以助眠。肩井刺络疏调局部气血，心俞泻有余之邪气，三焦俞通利三焦气机；埋针神堂、魂门以疏肝理气、安神定志、调理脾胃，巩固疗效。

特色疗法

1. 隔姜灸

主要是通过燃烧的艾草将热力和药力渗入经络腧穴（常用的穴位有关元、气海、三阴交、子宫等）来起到祛湿散寒、通经活络、理气活血、暖宫强肾的作用，从根本调理脏腑功能，缓解和治疗痛经。一般常用任脉灸、督脉灸、八髎灸、温阳罐、葫芦灸等进行治疗。灸约30~60分钟，以患者耐受为度。

2. 耳穴疗法

采用磁珠、药籽、毫针或揿针等刺激耳郭上的穴位（取穴：子宫、内分泌、交感、肾、肝、脾等），通过经络传导，达到防治疾病目的的一种治疗方法。《灵枢·口问》曰："耳者，宗脉之所聚也。"耳与全身经络及五脏六腑存在着密切联系，人体器官在耳部有特定的反射区。常取内生殖器、神门、交感等穴位，通过耳穴压丸、耳穴针刺、耳穴埋针、耳穴点刺放血、耳穴电针等方法调节阴阳、平衡脏腑功能，从而起到通络止痛的效果。每次选2~4穴。

3. 穴位埋线

在普通针刺的基础上将胶原蛋白线埋入穴位（取穴：子宫、中极、地机、三阴交等），并通过可吸收线在体内软化、分解、吸收的过程中发生的生物化学变化，对穴位产生柔和、缓慢的刺激，使机体处于较持续的应激状态，从而提高疗效，以调理脏腑、补虚泻实、调和气血、疏通经络，达到止痛之功效。

4. 穴位贴敷疗法

将药末调成糊状膏药贴敷于相应腧穴，使其在穴位被有效吸收，从而发挥药理作用的非药物疗法。穴位贴敷疗法既有药物本身的吸收渗透作用，又有药物对穴位的刺激作用，还有经络穴位的传导作用。贴敷膏药根据患者体质辨证，一般选用散寒活血、通络止痛类药物。贴敷时常取神阙、气海、关元、三阴交、地机、中极等穴位，以起到活血理气、温经活络、散寒止痛的作用。

5. 叩刺法

选任脉、肾经、胃经、脾经、督脉、膀胱经、夹脊穴，消毒后，腹部从肚脐向下叩刺到耻骨联合，腰骶部从腰椎到骶椎，先上后下，先中央后两旁，以所叩部位出现潮红为度，每次叩刺10~15分钟，以痛止、腹部舒适为度。

6. 穴位注射法

将药物注射到特定穴位，通过穴位针刺的机械作用、药物的药理作用、穴位的开阖与传导作用对人体产生强烈刺激，以迅速激发经气，调理脏腑，疏通经络，从而达到治疗疾病的目的。穴位注射一般取三阴交或足三里，虚者可选黄芪注射液，瘀者可用丹参注射液。

五、预防调摄

1. 生活习惯

（1）保持规律作息：避免熬夜，保证充足的睡眠，有助于调节内分泌，减少痛经的发生。

（2）适度运动：平时可选择散步、慢跑、中医传统功法等运动，促进血液循环，增强体质。经期避免剧烈运动。

（3）注意保暖：避免受凉，尤其是腹部和腰部。经期不要穿低腰裤，避免冒雨涉水、洗冷水澡等。

2. 饮食调理

（1）均衡饮食：多食用富含维生素 E、镁和 Ω-3 脂肪酸的食物，如坚果、鱼类、绿叶蔬菜等。

（2）避免刺激性食物：经期避免食用生冷、辛辣、油腻等刺激性食物，如冷饮、辣椒、肥肉等。

（3）食疗药膳：经前期可食用陈皮眉豆粥，健脾理气；经期可食用当归生姜羊肉汤，温经散寒，补血调经；经后期可食用黄芪阿胶鸡肉汤，补气养血。

3. 情绪调节

（1）保持心情舒畅：避免情绪波动，学会释放压力，可通过听音乐、阅读、散步等方式放松心情。

（2）心理调适：正确认识月经，消除紧张和恐惧心理，保持积极乐观的心态。

4. 定期体检

定期进行妇科检查，及时发现和治疗妇科疾病，预防痛经的发生。

5. **注意经期卫生**

经期禁止性生活，保持外阴清洁，勤换卫生巾。

6. **自我保健小妙招**

（1）穴位按压：选取太冲、三阴交、血海、合谷等穴位，力度以感酸胀为度，每组穴位按压1分钟，重复3次。非经期及月经期间均可进行穴位按压。经前数日或月经期间，可根据情况，适当增加按压次数，以加强疗效。

（2）中药足浴疗法：将中药煎为汤剂泡脚以治疗疾病的一种方法。该法通过药物对足部反射区的刺激，促进经脉的运行，调节气血循环，缓解疼痛和其他不适，从而达到治疗痛经的目的。足浴方根据辨证以温阳散寒、活血理气通经之药为主（常见有益母草、吴茱萸、香附、牛膝、肉桂、花椒、小茴香、乌药、蒲黄、五灵脂等辛香走窜之品，也可用内服中药饮片再煎1次取汁浴足），治疗时药液没过脚踝，温度一般为39~43℃，浸泡时间30分钟左右，至全身微汗为宜。

第十三章　便秘

一、概　　述

便秘是以大便排出困难，排便周期延长（每周排便<3 次），或周期不长但粪质干结、排出艰难，或粪质不硬，虽频有便意但排便不畅为主要表现的病证。中医关于便秘最早的记载源于《黄帝内经》，将便秘称为“后不利”。如《素问·厥论篇》曰：“太阴之厥，则腹满䐜胀，后不利。”《素问·举痛论篇》曰：“热气留于小肠，肠中痛，瘅热焦竭，则坚干不得出，故痛而闭不通矣。”历代医家对便秘的命名各有不同，如东汉时期张仲景在《伤寒论》中称之为“阴结”“阳结”“闭”“脾约”“不更衣”；隋代巢元方在《诸病源候论·大便难候》中称之为“大便难”“大便秘难”；金代张元素在《医学启源》中称之为“闭”。现代医学所使用的“便秘”病名由清代沈金鳌首次提出，其在《杂病源流犀烛·大便秘结源流》指出“若为饥饱劳役所损，或素嗜辛辣厚味，致火邪留滞血中，耗散真阴，津液亏少，故成便秘之症”，中医认为便秘是多种因素导致大肠传导失常的表现，与脏腑功能失调密切相关，强调辨证施治结合整体调理。

二、病因病机

中医认为导致便秘的原因很多。外因责之于六淫之邪来犯，以燥、热湿为主因。内因责之于情志失和，气机郁滞，内外因责之于饮食不节、劳逸不当等。同时，瘀血、痰浊、水湿、体虚、误治等亦可致便秘的发生。此外，便秘是由于外感寒热之邪、饮食所伤、情志失调、阴阳气血不足等，导致热结、气滞、寒凝、气血阴阳亏虚，使邪滞胃肠，壅塞不通，或肠失温润，推动无力，糟粕内停，大便排出困难。便秘病位主要在大肠，同时与肺、脾（胃）、肝、肾等脏腑功能失调有关。肺与大肠相表里，肺燥肺热移于大肠，导致大肠传导失职而形成便秘；脾肺气虚，大肠传送无力；肝气郁结，气机壅滞，或气郁化火伤津，肠腑失于通利；肾主五液，司二便，肾精亏耗则肠道干涩，肾阳不足，命门火衰则阴寒凝结，大肠传导失常亦形成便秘。可见便秘虽属大肠传导失职，但与其他脏腑之功能亦密切相关，岭南地区气候湿润炎热，常见病多以温病为主，岭南医学结合当地气候、生活方式等。东莞市中医院广东省名中医薛爱国认为便秘可分为实秘和虚秘，实秘多为肠胃积热、气机郁滞，虚秘则为气血阴阳亏虚，对此常效以泻热、下气、祛湿、通腑四法。

1. 肠胃积热

素体阳盛，或热病之后，余热留恋，或肺热肺燥，下移大肠，或过食醇酒厚味，或过食辛辣，或过服热药，均可致肠胃积热，耗伤津液，肠道干涩失润，粪质干燥，难以排出，形成所谓“热秘”。如《景岳全书·秘结》曰：“阳结证，必因邪火有余，以致津液干燥。”

2. 气机郁滞

忧愁思虑，脾伤气结；或抑郁恼怒，肝郁气滞；或久坐少动，气机不利，均可导致腑气郁滞，通降失常，传导失职，糟粕内停，不得下行，或欲便不出，或出而不畅，或大便干结而成气秘。如《金匮翼·便秘》曰：“气秘者，气内滞而物不行也。”

3. 气虚阳衰

饮食劳倦，脾胃受损；或素体虚弱，阳气不足；或年老体弱，气虚阳衰；或久病产后，正气未复；或过食生冷，损伤阳气；或苦寒攻伐，伤阳耗气，均可导致气虚阳衰，气虚则大肠传导无力，阳虚则肠道失于温煦，阴寒内结便下无力，使排便时间延长，形成便秘。如《景岳全书·秘结》曰：“凡下焦阳虚，则阳气不行，阳气不行则不能传送，而阴凝于下，此阳虚而阴结也。”

4. 阴寒凝滞

恣食生冷，凝滞胃肠；或外感寒邪，直中肠胃；或过服寒凉，阴寒内结，均可导致阴寒内盛，凝滞胃肠，传导失常，糟粕不行，而成冷秘。如《金匮翼·便秘》曰：“冷秘者，寒冷之气，横于肠胃，凝阴固结，阳气不行，津液不通。”虽然岭南地区风寒较少，但夏季空调、风扇使用频繁，易导致“人造寒湿”侵袭脾胃及肠道；夏季暑湿交蒸，易导致人体正气不足，外邪乘虚而入，进一步影响大肠传导功能。因此，岭南医学认为，便秘的发生与湿热等外邪侵袭密切相关。薛爱国教授指出，东莞地处水乡，便秘的治疗应当充分结合当地气候特点。

5. 阴虚肠燥

素体阴虚，津亏血少；或病后产后，阴血虚少；或失血夺汗，伤津亡血；或年高体弱，阴血亏虚；或过食辛香燥热，损耗阴血，均可导致阴虚肠燥，肠道失润，大便干结，便下困难，而成便秘。如《医宗必读·大便不通》说："更有老年津液干枯，妇人产后亡血，及发汗利小便，病后血气未复，皆能秘结。"

上述各种病因病机之间常常相兼为病，或互相转化，如肠胃积热与气机郁滞可以并见，阴寒积滞与阳气虚衰可以相兼，气机郁滞日久化热，可导致热结，热结日久，耗伤阴津，又可转化成阴虚等等。然而，便秘总以虚实为纲，热秘、气秘属实，阴阳气血不足所致的虚秘则属虚。虚实之间可以转化，可由虚转实，可因虚致实，或虚实并见。归纳起来，形成便秘的基本病机是邪滞大肠，腑气闭塞不通或肠失温润，推动无力，导致大肠传导功能失常。

三、辨证论治

便秘可分为多种证型，临床辨证需辨虚实、明证候、辨脏腑，治则以补虚泻实，调整阴阳为主。常见的有热秘、气秘、虚秘、冷秘。以下是各证型的辨证要点及针灸处方。

（一）热秘证

【症状】大便干结，腹胀腹痛，口干口臭，小便短赤，舌红苔黄，脉滑数。

【治法】清热润肠。

【方药】麻子仁丸。

火麻仁 12g，芍药 6g，苦杏仁 10g，大黄 5g[后下]，厚朴 9g，枳实 10g。

大便干结难下者，加芒硝 6~9g（冲服）、番泻叶 3~6g 以软坚通便；心烦易怒、面红身赤、耳鸣者，加龙胆 6~9g、栀子 6~9g 以清肝泻火；热积伤阴者，加生地黄 9~12g、玄参 9~12g、麦冬 6~9g 以滋阴生津；兼有痔疮、便血者，加槐花 6~9g、地榆 9~12g 以清肠止血。

【针灸选穴及操作方法】

主穴：天枢、大肠俞、上巨虚、支沟、合谷。

配穴：曲池、内庭。

操作：毫针针刺泻法，强刺激，留针 20~30 分钟。

天枢为大肠的募穴，与大肠俞同用为俞募配穴法，上巨虚为大肠的下合穴，三穴共用可通调大肠腑气，腑气通则大肠传导功能复常；支沟宣通三焦气机，照海滋阴，取之可增液行舟，二穴均是治疗便秘的经验要穴，曲池、内庭为泻热要穴。

（二）气秘证

【症状】大便秘结，欲便不得，嗳气频作，胸胁痞满，腹胀痛连及两胁，情绪不舒时加重，纳食减少，舌苔薄腻，脉弦。

【治法】顺气导滞，理气通便。

【方药】六磨汤。

槟榔 3g，沉香 3g后下，木香 6g，乌药 9g，枳壳 9g，大黄 3g后下。

大便干结者，加火麻仁 9~12g、郁李仁 6~9g 以润肠通便；气郁日久化火而见口苦咽干者，加栀子 6~9g、龙胆 6~9g 以清肝泻火；忧郁寡言者，加白芍 6~9g、北柴胡 6~9g、合欢皮 6~9g 以疏肝解郁；若跌仆损伤、腹部术后出现便秘者，属气滞血瘀，加红花 6~9g、赤芍 6~9g、桃仁 6~9g 以活血化瘀。

【针灸选穴及操作方法】

主穴：天枢、大肠俞、太冲、中脘、支沟、气海。

配穴：阳陵泉、行间。

操作：毫针泻法，强刺激，留针 20~30 分钟。

天枢与大肠俞同用通调大肠腑气，恢复传导功能；太冲是肝经原穴，疏肝解郁，调畅气机，缓解胁腹胀痛；中脘是足阳明胃经之募穴，理气和胃，降逆消胀，促进中焦气机通畅；支沟为通便经验效穴；气海调理一身之气，增强行气导滞之力；阳陵泉、期门加强疏肝利胆作用，针对气机郁滞根源。

（三）气虚秘证

【症状】大便不干，但排便困难，临厕努挣乏力，便后疲乏，面色㿠白，神疲倦怠，气短懒言，舌淡苔白，脉细弱。

【治法】益气健脾，润肠通便。

【方药】黄芪汤。

炙黄芪 20g，火麻仁 10g，陈皮 6g，白蜜 10g。

乏力汗出者，加党参 12~15g、白术 6~9g 以补中益气；气虚下陷而见脱肛者，加升麻 3~6g、北柴胡 6~9g 以益气升陷；大便燥结难下者，加苦杏仁 6~9g、郁李仁 6~9g 以润肠通便；肺虚而见久咳气短者，加人参 6~9g、麦冬 6~9g、五味子 3~6g 以补肺益气。

【针灸选穴及操作方法】

主穴：天枢、大肠俞、上巨虚、气海、足三里、脾俞。

配穴：关元、肺俞、百会。

操作：毫针补法，弱刺激，留针 30 分钟；气海、足三里、关元可加灸（艾条温和灸 10~15 分钟）。

天枢与大肠俞俞募配穴，调理大肠气机，恢复传导功能；上巨虚是手阳明大肠经的合穴，通调腑气，增强大肠推动力；气海补益一身之气，推动肠道运行；足三里、脾俞合用健运脾胃，助气血生化之源，气足则排便有力；关元、肺俞补肺肾之气，肺气足则大肠传导得助；百会升提阳气，改善中气下陷所致肛门坠胀。

（四）阳虚秘证

【症状】大便艰涩，排出困难，腹中冷痛，四肢不温，小便清长，面色㿠白，腰膝酸冷，舌淡苔白，脉沉迟或紧。

【治法】温阳散寒，通便止痛。

【方药】济川煎加减。

当归 12g，牛膝 6g，肉苁蓉 9g，泽泻 9g，升麻 3g，枳壳 5g。

腹中冷痛者，加肉桂 1~3g、小茴香 3~6g、木香 3~6g 以散寒止痛；胃气不和而见恶心呕吐者，加姜半夏 3~9g、砂仁 3~6g（后下）以和胃降逆。

【针灸选穴及操作方法】

主穴：天枢、大肠俞、上巨虚、关元、肾俞、命门。

配穴：神阙、三阴交、大横。

操作：毫针补法，轻刺激，留针 30 分钟；关元、肾俞、命门、神阙可加灸（艾灸温和灸 15~20 分钟，或隔姜灸）。

天枢与大肠俞俞募配穴，通调大肠腑气，恢复传导功能；上巨虚激发大肠经气，助排便通畅；关元为元气之根、肾俞、命门温补肾阳，祛散阴寒，为治本之穴；三阴交健脾温肾，助阳化气以通便；神阙灸可温中散寒，直达肠道；大横为局部取穴，缓解腹冷痛及便秘。

（五）阴虚秘证

【症状】大便干结如羊屎，艰涩难下，形体消瘦，头晕耳鸣，五心烦热，颧红盗汗，腰膝酸软，舌红少苔或无苔，脉细数。

【治法】滋阴润肠，增液行舟。

【方药】增液汤。

玄参 10g，麦冬 12g，生地黄 10g。

口干面红、心烦盗汗者，加白芍 9~12g、玉竹 6~9g 以助养阴之力；大便干结如羊粪者，加火麻仁 12~15g、柏子仁 6~9g、瓜蒌子 9~12g 润肠通便；肾阴不足而见腰膝酸软者，可合用六味地黄丸以滋阴补肾；烦热少眠者，加女贞子 6~9g、墨旱莲 6~9g、柏子仁 6~9g 以滋阴宁心。

【针灸选穴及操作方法】

主穴：天枢、大肠俞、上巨虚、照海、三阴交、太溪。

配穴：复溜、血海、肺俞。

操作：毫针平补平泻或补法，轻至中度刺激，留针 30 分钟；照海、三阴交可配合艾条温和灸 5~10 分钟（以温润不伤阴为度）。

天枢与大肠俞俞募配穴，通调大肠腑气，恢复传导功能；上巨虚激发大肠经气，助排便通畅；照海作为八脉交会穴，通阴跷脉，可滋阴生津，润肠通便，为增液行舟之要穴；三阴交为足三阴之经的交会穴，滋补肝脾肾三脏之阴，润燥通便；太溪为肾经原穴滋补肾阴，固本培元，治阴虚之本；复溜加强滋阴清热之力，血海养血润燥，肺俞通过补肺阴以助大肠濡润。

四、医案解要

（一）薛爱国医案

患者，女性，45 岁，2004 年 4 月初诊。

【病史】便秘 5 年，大便干结，3~4 天一次，排便费力，伴有腹胀、腹痛。患者长期饮食不规律，工作压力大，情绪易焦虑，曾服用泻药，但效果逐渐减弱。舌红苔黄腻，脉弦滑。

【诊断】

西医诊断：功能性便秘。

中医诊断：便秘。

证候诊断：气滞热结型。

【治法】疏肝理气，清热通便。

【治疗方案】

针灸处方

主穴：双侧天枢、大肠俞、合谷、太冲。

配穴：双侧支沟、太溪。

操作：采用平补平泻手法，留针30分钟，每周治疗3次，10次为一个疗程。

中药处方

以疏肝理气、清热通便为原则，方用大承气汤加减。

大黄（后下）10g，枳实10g，厚朴10g，芒硝（冲服）6g，柴胡10g，白芍12g，甘草6g。

【二诊】患者大便次数增加至2天一次，排便较前顺畅，腹胀减轻，中药调整减少大黄用量。

【三诊】大便每日一次，质地变软，腹胀腹痛基本消失，情绪改善，予双侧足三里温针灸。

【随访】患者便秘症状完全缓解，随访3个月未复发。

【按】薛爱国教授通过针灸结合中药的综合疗法，成功治疗了气滞热结型便秘。针灸处方中的选穴原则采用了脏腑别通理论，“脏腑别通”理论最早见于《黄帝内经》，即《素问·阴阳离合论》有云“三阳之离合也，太阳为开，阳明为阖，少阳为枢；三阴之离合也，太阴为开，厥阴为阖，少阴为枢。”明·李梴所著的《医学入门》进一步阐明了脏腑别通理论，其中强调了“肝与大肠相通”，《医经精义·脏腑通治》云：“肝与大肠通，肝病宜疏通大肠，大肠病宜平肝为主。”因此治疗便秘应强调疏肝理气。这一医案中患者便秘5年，属于慢性病范畴。其病机并非单纯的虚证或实证，而是寒热虚实错杂。虚：长期饮食不规律，脾胃虚弱，运化失常，导致肠道传导无力。实：肝郁气滞，气机不畅，肠道蠕动减弱；热结肠道，耗伤津液，大便干结。寒热错杂：舌红苔黄腻，脉弦滑，提示内有热邪；但长期便秘也可能伴有脾胃虚寒。久病累及他经：便秘初期主要与肝、大肠相关，但久病累及肾经，导致肾气不足，进一步加重便秘，因此在便秘主穴中加用太冲、支沟、太溪三穴，太冲穴是肝经的原穴，具有疏肝理气，与支沟两者配伍可增强疏肝理气的作用，太溪穴是肾经的原穴，具有滋阴补肾的作用，原穴是脏腑原气输注之处，两穴合用可直补肝肾之本，调畅气机之标。

（二）符文彬医案

患者，女性，60岁。2005年11月初诊。

【病史】便秘8年，大便不干但排出困难，3~4天一次，排便无力，伴有腹胀，食欲不振，面色萎黄，神疲乏力。患者长期饮食不规律，喜食生冷，曾服用泻药，但效果不佳。舌淡苔白，脉细弱。

【诊断】

西医诊断：功能性便秘。

中医诊断：便秘。

证候诊断：气虚证。

【治法】益气健脾、润肠通便。

【治疗方案】

针灸处方

主穴：引气归元（中脘、下脘、气海、关元）。

配穴：腹四关（双侧滑肉门、外陵）、调脾气（双侧大横）、双侧天枢。

操作：候气、行气、催气三步法，留针30分钟，每周治疗3次，10次为一个疗程。

中药处方

以益气健脾、润肠通便为原则，方用补中益气汤加减。

黄芪15g，白术10g，陈皮6g，升麻6g，柴胡6g，党参10g，甘草6g，当归10g，麻仁10g。

【二诊】患者大便次数增加至2天一次，排便较前顺畅，腹胀减轻，食欲有所改善。

【三诊】大便每日一次，质地变软，腹胀基本消失，面色转红润，精神好转。

【随访】患者便秘症状完全缓解，随访3个月未复发。

【按】符文彬教授在治疗气虚型便秘时，提出了以补气为主，兼顾调理脾胃的观点。本案中，患者便秘长达8年，属慢性病程，病机以脾胃气虚为主，兼有肠道传导无力。长期饮食不规律及喜食生冷，进一步损伤脾胃阳气，导致运化失常，形成气虚便秘之证。治疗上，以补中益气汤加减为主方，配合针灸选穴，既补益脾胃之气，又促进肠道蠕动，标本兼治，《黄帝内经》中提到，便秘与脾胃虚弱、气机不畅密切相关，《灵枢·经脉》指出脾足太阴之脉主运化，与大肠传导功能相关，因此治疗气虚型便秘多选用脾胃经穴。老年患者肾阳虚衰，大肠阳气因之失于温煦，出现肠道气机传动乏力，阴寒内凝，则排便不畅，发为本病。病在大肠，与脾肾的关系密切，治疗当健脾益气，温阳补肾，调节肠道为法。本病采用薄氏腹针疗法从整体调节脏腑功能，其中"引气归元"穴组，由中脘、下脘、气海、关元四穴组成，具有健脾补肾、调理中焦的作用。中脘，胃之募穴，八会穴之腑会；下脘归属胃脘，两穴具有理中焦、调升降的作用，气海、关元具有健脾补肾、温阳补气，激发人体元气作用。双侧滑肉门、外陵合称"腹四关"，具有疏通经脉，调理气血的功效；调脾气之中的大横是脾经的经穴，起到调整脾脏功能、祛湿健脾作用；天枢是胃经穴，又是大肠的募穴，具有升清降浊，调畅气机之功，同时有通便和止泻双重良性调节作用。诸穴合用共奏健脾调肠、理气止痛、温通经脉之功，从而使脾胃运化调畅，大肠传导正常，推陈致新，缓解便秘症状，并有效改善患者生活质量。

（三）张家维医案

患者，女性，60 岁。2002 年 11 月初诊。

【病史】便秘 3 年，排便前以出现腹痛，排便无力，大便稀薄不成形，面色萎黄，体倦神疲，四肢不温，身体日渐消瘦，气短乏力，腰腿酸软，恶寒腹冷。舌淡苔白，脉细弱。

【诊断】

西医诊断：老年性便秘。

中医诊断：便秘。

证候诊断：脾肾阳虚型。

【治法】温补肾阳，调补脾胃。

【治疗方案】

针灸处方

主穴：中脘、关元、天枢、上巨虚、阴陵泉。

配穴：命门、肾俞、大肠俞。

操作：主穴均用针刺补法、配穴均用悬灸法。

【二诊】患者大便稀软较前改善，排便较前顺畅，四肢不温较前好转。

【三诊】大便 2 日一次，面色转红润，精神好转。

【随访】患者便秘症状完全缓解，随访 3 个月未复发。

【按】张家维教授在治疗脾肾阳虚便秘时，十分重视艾灸的作用，并强调施灸时，要想确实达到补或泻的目的，不仅要操作方法正确，而且要灸至适当的火力，即壮数才能确保其补、泻的效果。而壮数的选取要考虑多方面的因素，既要有原则，又要灵活掌握。行补法时壮数宜少；行泻法时壮数宜多；该病例证属脾肾阳虚、脾和肾温煦功能受限，阴寒凝滞，影响水液代谢，就会导致便秘、肾主水开窍于二阴、肾阳虚，导致脾虚失运。肾阳不足导致畏寒腹冷。脾主肌肉、脾失健运，故症见形体消瘦。中气不足，则气短乏力。取关元、命门以益命门之火、壮肾中之阳；取肾俞、大肠俞以滋阴补肾；取中脘以健运中焦、调和脾胃；取大肠下合穴上巨虚和大肠募穴天枢以调理肠道。久病多虚，虚则补之故用补法；用艾条灸以温运脾阳，振奋脾胃。针灸治疗便秘还与年龄、体质、病程等有关；年龄小、体质强、病程短、疗效快；年龄大、体质弱、病程长、则疗效较慢。

名家验方

薛爱国教授是广东省中医重点专科针灸科学科带头人，善于运用针灸疗法解决相关疑难杂病及各种痛证诊治，在内科病方面积累了丰富的临床经验，薛爱国教授在治疗便秘时，除了治疗脾胃本身，还要关注肝肾脏腑的功能。肝主疏泄，肝气条达，全身气机升降，水谷饮食的消化吸收均赖于肝主疏泄功能的正常，如果肝气郁结，会导致气机不畅，进而影响大肠的传导功能；肾藏精主水司二便，肾为“先天之本”，内寓元阴元阳，肾阳温煦大肠阳气，使大肠之气有力推动糟粕向下传导，为大肠功能提供原动力；肾阴滋养津液产生，让大肠濡润传导无阻，为大肠功能提供源泉。由此可见，肾内阴阳平衡，固摄开合协调，则二便排泄正常。若肾阳不足，则命门火衰而失温煦，魄门开合失司，启闭无节而见便秘；若肾阴亏虚，津液不足，大肠失缺濡润，犹如枯水行舟。

1. 薛爱国治疗肝郁气滞针灸处方

主穴：双侧天枢、大肠俞、合谷、太冲。

配穴：双侧肩井、带脉、翳风。

操作：双侧天枢、大肠俞、合谷、太冲平补平泻法，肩井、翳风、带脉用恢刺。隔天1次，每次留针30分钟。

按：薛爱国教授治病遵循少阳为枢的理念，其少阳经行分肉之间，居半表半里，开阖阴阳，作为阴阳交换的开关，使阳气枢转以入阴与邪气的转出，因此在配穴中选取了肩井、带脉、翳风作为手足少阳经的要穴，恢刺取穴位周边筋结处，通过刺激以达活血通络、调养经筋之目的，以期达到气顺筋柔的相对平衡状态。

2. 薛爱国治疗脾肾阳虚针灸处方

主穴：天枢、肾俞、大肠俞。

配穴：太溪、照海、命门。

操作：双侧大肠俞、肾俞、及命门用温针灸法；天枢、照海、太溪用补法，隔天 1 次，每次留针 30 分钟。

按：太溪是肾经的原穴，可补充肾阴肾阳，为人体补充源泉和原动力；照海是肾经的腧穴，又为八脉交会穴，通于阴跷脉，尤擅长补充肾阴，增液行舟，是治疗便秘的经验效穴；命门是督脉的腧穴，长于升阳气，补肾气，是补充肾阳的关键腧穴；肾俞和大肠俞是膀胱经的腧穴，均为背俞穴，长于调理增强肾脏和大肠腑的功能。以上腧穴，共同起效。

特色疗法

1. 杵针疗法　杵针疗法的原型为道家净明派修炼气功时的一种被动导引工具，杵针疗法主要是运用杵针联合特殊的操作手法来刺激体表腧穴，作用于各个经络、脏腑，达到舒经通络、行气活血、调和阴阳、扶正祛邪、治病强身的目的，其特殊选穴方式八阵穴，其是以一个腧穴为中宫，中宫向外的一定距离为半径，画一个圆，把这个圆分为八个等分，即天、地、风、云、龙、虎、鸟、蛇，与八卦相应为乾、坤、坎、离、震、艮、兑、巽，形成八个穴位，即为外八阵。再把中宫到外八阵的距离分为三个等分，画成两个圆圈，即为中八阵和内八阵。内、中、外八阵上的穴位就形成了八阵穴。

便秘患者选取腰阳关八阵(以腰阳关穴为中宫,从腰阳关穴到左右大肠腧穴的距离为半径,所形成的八阵穴为腰阳关八阵)、命门八阵(以命门穴为中宫,从命门穴到左右志室穴的距离为半径,所形成的八阵穴为命门八阵)、关元八阵、河车阙极段(从神阙穴到中极穴的任脉正中线和任脉旁开 0.5 寸、1.5 寸、3 寸的三条线),平补平泻,点叩、升降、开阖、运转、分理的手法。

2. 耳穴压豆 穴位按摩是刺激人体特定穴位,激发人的经络之气,达到通经活络、活血化瘀、祛邪扶正的目的。取在大肠、小肠、神门、交感、胃、三焦等双侧耳部穴位上贴压王不留行籽,根据病情随症加减。常规消毒耳部,王不留行籽贴耳穴,用示、拇指循耳前后按压至酸麻或烧灼感。每次选 5~7 个穴,每次按压 3 分钟,每日按压 5~6 次。

3. 穴位贴敷 穴位贴敷疗法是利用药物对机体的刺激和药理作用,将药物制成特定的剂型,贴于某些穴位或特定部位,从而达到治病的目的。东莞市中医院特制穴位贴敷将“大黄粉 1g”与蜂蜜调和,贴敷在双侧天枢、神阙,通过药物发散以达到行气通便的功效。

4. 灌肠疗法 中药灌肠是中医药特色外治法,是将中药煎剂或掺与散剂,自肛门灌入,保留在直肠结肠内,通过肠黏膜吸收治疗疾病的一种方法。具有清热解毒、软坚散结、活血化瘀等作用。治疗上安全有效,早在汉代张仲景《伤寒杂病论》一书中就记载了使用猪胆汁灌肠来治疗便秘的疗法。东莞市中医院利用厚朴排气合剂,其含有厚朴(姜制)、木香、枳实、大黄,通过灌肠操作保留药液 30 分钟以上。

五、预防调摄

1. 劳逸结合、调畅情绪

《素问·阴阳应象大论》里有述“怒伤肝,喜伤心,思伤恐,忧伤肺,恐伤肾”,人的情志变化与中医肝的生理和病理密切相关。着急、恼怒、紧张、恐惧、焦虑等均不利于疾病的康复,甚至成为复发的诱因。便秘较重,心烦焦虑者,休养空间宜安静,听舒缓音乐,分散心烦焦虑感。鼓励患者积极面对疾病。根据自身不同证型选择不同的音乐，如肝火亢盛者，可给予有商调式音乐，有良好制约愤怒和稳定血压作用，如《江河水》等；如阴虚阳亢者，可给予羽调的音乐，其柔和清润的特点可有助滋阴潜阳的作用，如《二泉映月》《月光奏明曲》等。

2. 注意饮食调养

患者的饮食宜清淡、富有营养，还要多饮水，每日饮水 1 500~2 000ml，保持肠道湿润。增加膳食纤维，多吃粗粮（如燕麦、糙米）、蔬菜（如菠菜、芹菜）、水果（如苹果、香蕉）。适量运动，可促进肠道蠕动，改善便秘。养成每日定时排便的习惯，而肥腻辛辣之品（如肥肉、烟、酒、辣椒、胡椒等）容易助热、耗气，不宜多食。

根据不同的便秘证型，提供以下几种食疗仅供参考。

（1）气滞热结便秘

食疗原则：疏肝理气，清热通便。

萝卜蜂蜜饮：白萝卜 200g 切块煮水，加入蜂蜜适量，每日 1 次。

芹菜汁：新鲜芹菜榨汁，加入少许蜂蜜，每日早晚各饮 1 杯。

决明子茶：决明子 10g，菊花 5g，沸水冲泡代茶饮。

绿豆粥：绿豆 50g，粳米 100g，煮粥食用，可清热通便。

（2）脾胃气虚型便秘

食疗原则：益气健脾，润肠通便。

黄芪芝麻粥：黄芪 15g 煎水取汁，加入粳米 100g、黑芝麻 20g 煮粥，每日 1 次。

红薯小米粥：红薯 200g 切块，小米 100g，煮粥食用。

山药莲子羹：山药 100g，莲子 30g，煮烂后加蜂蜜调味。

红枣核桃糊：红枣 10 枚，核桃仁 30g，糯米 50g，煮成糊状食用。

（3）脾肾阳虚型便秘

食疗原则：温阳通便。

姜枣红糖水：生姜 3 片，红枣 10 枚，红糖适量，煮水代茶饮。

核桃仁粥：核桃仁 30g，粳米 100g，煮粥食用。

羊肉萝卜汤：羊肉 200g，白萝卜 100g，生姜 3 片，煮汤食用。

桂圆红枣茶：桂圆肉 10g，红枣 10 枚，沸水冲泡代茶饮。

（4）阴虚肠燥型便秘

食疗原则：滋阴润肠。

银耳百合羹：银耳 20g，百合 30g，冰糖适量，煮羹食用。

蜂蜜香蕉饮：香蕉 1 根，蜂蜜适量，温水调服。

梨藕汁：雪梨 1 个，莲藕 100g，榨汁饮用。

麦冬玉竹粥：麦冬 10g，玉竹 10g，粳米 100g，煮粥食用。

3. 加强锻炼，增强体质

注意加强锻炼，并根据身体情况制定合适的锻炼方案，持之以恒，循序渐进，从而达到增强体质，提高抗病能力的目的。一般说来，锻炼方式可选择跑步、散步、打球、舞剑、太极拳、八段锦、气功等，加强核心肌群的训练，量力而行，以活动后不感到疲倦为宜。

4. 家庭自我中医保健

（1）顺时针揉腹：双手叠放于肚脐，顺时针画圈揉动，力度适中，逐渐扩大范围，5~10 分钟。

（2）点按天枢穴：天枢穴位于肚脐旁开 2 寸（约三指宽），可用拇指或中指按压，力度适中，保持 5~10 秒后松开，重复 5~10 次。

（3）推按大肠经：从右下腹开始，沿升结肠、横结肠、降结肠至左下腹。用手掌或指腹沿路径推按，力度适中，重复 5~10 次。

（4）点按足三里：足三里位于膝盖下 3 寸，胫骨前嵴外一横指，使大腿与小腿成 90°，手伸直，五指并拢，食指第 2 关节放在膝眼处，使手指与小腿成垂直方向平贴在腿上，用小指第 1 关节扣住胫骨，第 2 关节下方即足三里，用拇指按压，保持 5~10 秒后松开，重复 5~10 次。

第十四章　带状疱疹

一、概　　述

带状疱疹是由水痘 - 带状疱疹病毒（VZV）再激活而引起的急性神经皮肤感染性疾病。当人体初次感染 VZV 时表现为水痘，此时病毒潜伏于脊髓后根神经节或颅神经节中，机体免疫力下降（衰老、应激、肿瘤、HIV、免疫抑制药物）会导致病毒复活，沿神经轴突扩散至皮肤，引发炎症反应和神经损伤；VZV 还会破坏神经节及周围神经，导致中枢及外周敏化，形成慢性神经痛（PHN）。带状疱疹常见于中老年人及免疫抑制人群，典型表现为单侧带状分布的疼痛性皮疹。

中医称带状疱疹为“蛇串疮”“缠腰火丹”“蛇丹”等。隋代《诸病源候论・甑带疮候》曰：“甑带疮者绕腰生。此亦风湿博于血气所生。状如甑带，因以为名。”明代《证治准绳・疡医》记载“或问：绕腰生疮，累累如珠，何如？曰：是名火带疮，亦名缠腰火丹”。发病初期患者会感觉到病变部位的皮肤颜色变红，且有灼热和刺痛感。随后，皮肤会出现成簇的、像小米粒大小的丘状疱疹，多呈带状排列，通常发生在身体的一侧，最常见于腰部和侧腹。疱疹消退后，部分患者仍可能会感受遗留疼痛不适。

二、病因病机

本病的病因包括外感邪毒和内伤因素两大方面。外感邪毒：①湿热火毒侵袭，外感湿热毒邪（如暑湿、湿热气候或毒虫叮咬），邪气蕴结肌肤，与体内伏火相搏，发为疱疹；②风热邪气，风热之邪外袭，郁于肌表，化火生毒，导致皮肤红肿热痛。内伤因素：①情志失调，长期忧思恼怒，肝气郁结，郁而化火，火毒循肝胆经外溢皮肤（因疱疹多发于胁肋部，属肝胆经循行区域）；②饮食不节，过食肥甘厚味或辛辣，损伤脾胃，脾虚湿蕴，湿热内生，郁久化毒；③正气亏虚，年老体弱，久病耗伤，或劳累过度，导致气血不足、卫外不固，邪毒乘虚而入。

本病的病机主要包括①湿热火毒壅滞经络：湿热毒邪郁阻肌肤，与气血相搏，导致局部气血壅滞，发为红斑、水疱；火毒灼伤脉络，气血不通，故见剧烈灼痛。②肝胆经气郁结：肝主疏泄，肝胆经循行于胁肋。若肝郁化火，火毒循经外发，则疱疹沿肝胆经分布（如胁肋、头面部）。③气滞血瘀：急性期湿热毒邪阻滞经络，气血运行不畅，引发灼痛；后期邪毒虽去，但气血瘀滞未解，不通则痛，即遗留后遗神经痛。

本病的病位在皮部，主要与肝、脾相关。

三、辨证论治

本病的治疗原则主要是基于中医的辨证论治，通过整体调理和局部治疗相结合的方式，达到清热解毒、活血化瘀、疏通经络、缓解疼痛的目的。根据患者的症状、体质和发病病程，将分为以下几种常见证型，并给出相应的治疗方法。

（一）肝胆湿热证

【症状】疱疹鲜红、簇集成片，灼热刺痛，水疱饱满；伴口苦咽干、烦躁易怒、小便短赤、大便干结；舌红苔黄腻，脉弦滑数。

【治法】清肝泻火，利湿解毒。

【方药】龙胆泻肝汤。

龙胆草 6g，黄芩 9g，栀子 9g，泽泻 12g，木通 6g，当归 3g，生地黄 9g，车前子 9g（包煎），柴胡 6g，生甘草 6g。

疼痛剧烈，加延胡索 9g、郁金 9g；大便秘结，加生大黄 6g（后下）；热毒炽盛，加金银花 15g、连翘 12g。

【针灸选穴及操作方法】

主穴：夹脊、太冲、行间、阳陵泉，局部围刺。

配穴：曲池、期门、支沟、侠溪，耳尖或大椎点刺放血。

操作：局部围刺用泻法，远端穴强刺激，留针 20~30 分钟；耳尖或大椎点刺出血 3~5 滴。

耳穴贴压：取神门、肝、胆、心、皮质下，用王不留行籽贴压，每日按压 3 次。

随症加减：面部加合谷、风池、太阳；胸胁部加支沟、阳陵泉（同侧）；腰腹部加带脉、委中。

（二）脾虚湿蕴证

【症状】疱疹色淡，水疱松弛，渗液较多；伴纳呆腹胀、大便溏薄、肢体困重；舌淡胖苔白腻，脉濡缓。

【治法】健脾利湿，解毒止痛。

【主方】除湿胃苓汤。

【组成】苍术 9g，厚朴 6g，陈皮 6g，白术 9g，茯苓 15g，猪苓 9g，泽泻 12g，滑石 15g包煎，防风 9g，栀子 6g，桂枝 6g，甘草 3g。

渗液多：加薏苡仁 30g、萆薢 12g；气虚明显：加黄芪 15g、党参 12g。

【针灸选穴及操作方法】

主穴：夹脊、阴陵泉、足三里、三阴交，局部围刺。

配穴：中脘、脾俞、丰隆、太白，局部艾灸。

操作：平补平泻法；艾条温和灸患处 10~15 分钟，以局部潮红为度。

耳穴贴压：取神门、脾、胃、心、皮质下，用王不留行籽贴压，每日按压 3 次。

随症加减：面部加合谷、风池、太阳；胸胁部加支沟、阳陵泉（同侧）；腰腹部加带脉、委中。

（三）气滞血瘀证

【症状】疱疹消退后仍刺痛难忍，夜间加重，局部色素沉着；伴胸胁胀闷、情绪抑郁；舌质暗紫或有瘀斑，脉弦涩。

【治法】活血化瘀，通络止痛。

【主方】血府逐瘀汤合瓜蒌红花汤。

【组成】桃仁 12g，红花 9g，当归 9g，生地黄 9g，川芎 6g，赤芍 9g，牛膝 9g，柴胡 6g，枳壳 6g，桔梗 6g，甘草 3g，全瓜蒌 10g。

痛如针刺，加全蝎 3g（研末冲服）、地龙 9g；病程迁延，加黄芪 30g、丹参 15g。

【针灸选穴及操作方法】

主穴：夹脊、血海、膈俞、内关，局部围刺。

配穴：阿是穴、太冲、合谷，局部刺络拔罐。

操作：针刺后加电针（疏密波），留针 30 分钟；局部刺络拔罐留罐 5 分钟。

耳穴贴压：取神门、肝、心、皮质下，用王不留行籽贴压，每日按压 3 次。

随症加减：面部加合谷、风池、太阳；胸胁部加支沟、阳陵泉（同侧）；腰腹部加带脉、委中。

四、医案解要

（一）薛爱国医案

黄某，女，60岁。2023年9月12日来诊。

【主诉】右肩胛骨后侧、右腋下出现疱疹伴疼痛3天。

【病史】患者3天前无明显诱因出现右肩胛骨后侧、右腋下疼痛，继而出现丘疹、水疱，痛甚影响睡眠。

【刻下症】右肩胛骨后侧、右腋下疼痛，伴丘疹、水疱，舌质暗紫，脉弦涩。

【诊断】

西医诊断：带状疱疹。

中医诊断：蛇串疮。

证候诊断：气滞血瘀证。

【治法】清热利湿，通络止痛。

【治疗方案】

中药内服：

方剂：血府逐瘀汤合瓜蒌红花汤。

桃仁12g，红花9g，当归9g，生地黄9g，川芎6g，赤芍9g，牛膝9g，柴胡6g，枳壳6g，桔梗6g，甘草3g，全瓜蒌10g。

水煎服，每日1剂，分早晚两次服用。

针灸治疗：

取穴：夹脊、合谷、曲池、内关、膈俞、合谷、血海、局部阿是穴围刺。

操作：将正极连接夹脊穴，负极连阿是穴，用密波，电流量以患者能耐受为度，留针30分钟。

刺络拔罐：在疼痛部位采用棉花针叩刺，拔罐放血，留罐3~5分钟。

药线灸：局部药线灸。

耳穴压豆：取神门、心、肝、胆、皮质下。

【二诊】次日疼痛明显减轻，皮疹无明显增多，睡眠质量改善。守原方。

【按】薛爱国教授认为气滞血瘀型蛇串疮多见于带状疱疹伴遗神经痛，其病机为瘀血阻滞经络，不通则痛。治疗时，中药内服以活血化瘀、行气止痛为主，针灸通过疏通经络、调节气血运行，缓解局部疼痛。刺络放血法可迅速改善局部血液循环,加速瘀血消散,使“邪有出路”。薛教授运用局部药线灸点灸疱疹,“以热引热”,刺激局部经络,疏通经络,通络止痛。另外,结合病机十九条“诸痛痒疮,皆属于心”,带状疱疹伴遗神经痛,痛甚易扰心神,故运用耳穴压豆调神止痛,镇静安神。薛爱国教授运用各种疗法治疗带状疱疹,尤其是中药内服与针刺外治相结合,以求提高疗效,对急症的治疗更是如此。

(二)陈婕医案

王某某,男,52岁。2020年3月10日来诊。

【主诉】左头皮、前额疼痛伴水疱7天。

【病史】患者7天前左头皮、前额疼痛伴水疱,外院诊断为“带状疱疹”,给予西药抗病毒、止痛治疗后,继而出现丘疹、水疱,经治疗,水疱干涸但疼痛不减。

【刻下症】左侧头皮、前额皮肤疼痛,伴口苦咽干、烦躁易怒、小便短赤、大便干结,舌红苔黄腻,脉弦滑数。

【诊断】

西医诊断:带状疱疹。

中医诊断:蛇串疮。

证候诊断:肝胆湿热证。

【治法】清热利湿,通络止痛。

【治疗方案】

中药内服:

方剂:龙胆泻肝汤加减。

龙胆草10g,川木通12g,车前子30g,炒黄芩15g,生栀子15g,当归15g,生地黄30g,泽泻30g,炒柴胡15g,川芎30g,怀牛膝60g,菊花15g,蜈蚣2条。

煎服:3剂,日服2次,2日1剂。

针灸治疗:

取穴:局部围刺,夹脊、合谷、曲池、太冲、支沟。

操作:针用泻法,局部围刺以疏通经络。合谷、曲池清解阳明经气;太冲、支沟清泻肝火。

艾灸:局部阿是穴。

【二诊】1周后,疼痛明显减轻,水疱干涸结痂,舌质红,苔薄黄,脉弦。上方改生栀子为炒栀子，继服3剂。针灸治疗守原方。

【三诊】再1周后，疼痛消失，水疱结痂脱落，舌质红，苔薄黄，脉弦。继续巩固治疗，再予3剂。针灸治疗守原方。

【按】本病急性期多与肝胆湿热有关，治疗以清热利湿、通络止痛为主。方用龙胆泻肝汤，清泻肝胆实火，清利肝经湿热。针灸通过疏通经络、调节气血，缓解神经痛，与中药内服协同作用，效果显著。泻法艾灸引邪外出，"以火泻者，疾吹其火，传其艾，须其火灭也"。多法齐用，提高临床疗效。

（三）阮波医案

陈某，男，48岁。于2022年3月27日初诊。

【病史】左腰腹部皮疹伴疼痛2月余。患者2个月前劳累后左腰腹部出现片状红斑，红斑基础上簇集针尖至绿豆大小水疱，伴针刺样疼痛，至当地医院就诊，诊断为"带状疱疹"，予抗病毒、营养神经等治疗后，水疱全部干涸结痂，疼痛稍好转。2个月来自觉左腰腹部时时作痛，呈阵发性针刺样疼痛，遂来诊。

【刻下症】左腰腹部片状色素沉着，呈带状分布，不超过中线，伴阵发性针刺样疼痛，心烦易怒，口干口苦，纳可，眠差，二便调。舌质暗红，苔薄白，脉细弦。

【诊断】

西医诊断：带状疱疹。

中医诊断：蛇串疮。

证候诊断：少阳不和气郁化热证。

【治法】和解清热，镇惊安神。

【治疗方案】

中药处方

柴胡加龙骨牡蛎汤加味：

炒柴胡15g，黄芩15g，潞党参30g，法半夏15g，干姜10g，大枣15g，龙骨20g，牡蛎20g，煅磁石30g，大黄10g，桂枝15g，茯苓20g，桔梗15g，全蝎5g，王不留行15g。

煎服法：3剂，每2日1剂，水煎服。

针灸治疗

取穴：夹脊穴、合谷、曲池、血海，局部阿是穴围刺。

操作：将正极连接夹脊穴，负极连阿是穴，用疏密波，电流量以患者能耐受为度。留针 30 分钟。

穴位注射：于夹脊穴穴位注射 3 次，每日 1 次。

【二诊】患者经上述治疗后，疼痛明显缓解，心烦易怒缓解，睡眠明显改善，纳可，二便调。效不更方，因患者诉时感胃脘不适，有梗塞感，上方去王不留行，加炒枳实 30g、炒白术 15g。继续巩固治疗。夹脊穴穴位注射 3 次，每日 1 次。

【按】患者被带状疱疹引起的后遗神经痛所困扰，情绪不佳，心烦易怒，口干口苦，眠差，舌质暗红，苔薄白，脉细弦，皆属于少阳不和，气郁化热，入血扰神而致。柴胡加龙骨牡蛎汤载于《伤寒论》107 条，曰："伤寒八九日，下之，胸满烦惊，小便不利，谵语，一身尽重，不可转侧者，柴胡加龙骨牡蛎汤主之。"主要抓住三点：胸胁苦满、神志受扰、烦躁易怒。本方是在小柴胡汤方基础上去甘草，加龙骨、牡蛎、铅丹、大黄、茯苓、桂枝而成，意在和解少阳，镇惊安神。方中柴胡、黄芩、桂枝和里解外，以治寒热往来；龙骨、牡蛎、铅丹（替换为煅磁石）重镇安神，以治心烦躁扰；半夏、生姜和胃降逆；大黄可泻里热；茯苓安心神，利小便；潞党参、大枣益气养营，扶助正气。原方基础上加桔梗，可治胸胁痛如刀刺；加王不留行以活血通经止痛，全蝎以通络止痛。

（四）李红儿医案

患者，女，63 岁。2019 年 12 月 10 日来诊。

【病史】患者于半年前无明显诱因出现右侧肋间疼痛，且疼痛剧烈难忍，可见簇状疱疹，沿右侧第 5 、第 6 肋间隙分布，严重时不能触碰，影响夜间睡眠，于当地医院就诊，给予加巴喷丁胶囊、甲钴胺片治疗 1 个月后疱疹基本消退，但右侧肋间疼痛感无明显减轻。

【刻下症】右侧肋间疼痛，约平第 5 、第 6 肋间及第 7 胸椎，从右侧肋间一直延续至后背，皮肤呈带状暗红色色素沉着，活动及夜间痛甚，肢体乏力，舌暗红伴瘀斑，苔腻，脉弦细，纳可，眠差，小便色黄。

【诊断】

西医诊断：带状疱疹后遗神经痛。

中医诊断：蛇串疮（后遗神经痛期）。

证候诊断：余热未解，气滞血瘀证。

【治法】以清热解毒利湿、活血止痛、扶正补虚。

【治疗方案】

针灸治疗

局部取阿是穴，上肢取曲池、支沟，下肢取环跳、血海、阳陵泉、阴陵泉、三阴交、足三里，以上穴位（除阿是穴）均取双侧。选用 0.25mm × 40mm 毫针，针刺得气后行平补平泻法，留针 30 分钟，每日 1 次。2 周为 1 个疗程，每周休息 2 天，共治疗 2 个疗程。

刺络放血

即梅花针叩刺加拔罐，于患者后背疼痛明显处采用梅花针叩刺至出血，然后在出血处加拔火罐，留罐 2 分钟，起罐后擦拭干净并保持拔罐处皮肤干燥，24 小时避免碰水，每周 1 次，共治疗 4 次。

中药处方

中药自拟方：龙胆草 15g，黄芩片 15g，栀子 10g，北柴胡 12g，生地黄 10g，车前草 9g，川芎 15g，香附 10g，桃仁 15g，红花 15g，地龙 15g，鸡血藤 15g，醋乳香 6g，醋没药 6g，炙甘草 10g。

煎服法：6 剂，每日 1 剂，水煎煮后取 400ml，分早晚 2 次温服，2 周为 1 个疗程，共服用 2 个疗程。

【二诊】治疗 1 个疗程后，患者自述疼痛感明显减轻，夜间疼痛次数减少。继续巩固治疗。

【三诊】治疗 2 个疗程后，患者疼痛感基本消失，舌淡红，苔薄白，夜间睡眠佳，二便正常，遂停止治疗。

【按】患者经西医治疗后，疱疹虽消，但疼痛不止，结合患者的疼痛特点、相关兼症和舌脉特点等，可判断患者体内湿热余邪未祛尽，湿热蕴结于经络，余邪阻滞经络，导致气血运行不畅，脉络瘀阻，气滞血瘀，故疼痛不休。局部阿是穴对身体局部气血运行不畅引起的固定疼痛有良好的治疗效果。曲池、支沟泻热清火；环跳、阳陵泉清肝胆火；血海活血化瘀；足三里、三阴交、阴陵泉健脾利湿，调理脾胃。刺络放血法具有通经泻热、理气活血止痛之功。叶险峰教授强调带状疱疹后遗神经痛是以剧烈持续的疼痛为主要特点，因湿热余邪留恋经络，脉络不通，故气血不通，气滞血凝，不通则痛，治疗时除清热利湿、活血止痛外，还应注重调和气血，扶正补虚。

名家验方

（一）禤国维教授治疗蛇串疮的验方与经验

禤国维教授在治疗蛇串疮（带状疱疹）方面积累了丰富的临床经验。他主张“扶正祛邪、清热利湿、活血通络”为核心的治疗原则，注重整体调治与局部用药结合。禤国维教授强调“正虚邪恋”。认为带状疱疹急性期虽以湿热毒邪为主，但本质与患者正气不足（尤其气阴两虚）相关，治疗需兼顾扶正，避免单纯攻伐伤正。分期论治，灵活变通。急性期以清热解毒、利湿止痛为主；恢复期侧重益气养阴、活血通络。内外合治，针药并用。善用中药内服配合外洗、针灸、刺络拔罐等综合疗法，增强疗效。

1. 禤国维教授治疗蛇串疮验方

（1）急性期（湿热毒盛证）

治法：清热解毒，利湿止痛。

基础方（自拟经验方）：

板蓝根 30g，大青叶 15g，紫草 15g，龙胆草 10g，黄芩 12g，柴胡 10g，延胡索 15g，郁金 12g，丹参 20g，生甘草 6g。

加减：疼痛剧烈，加全蝎 5g（研末冲服）、僵蚕 10g；水疱渗液多，加车前草 15g、泽泻 12g；大便秘结，加虎杖 15g、生大黄 6g（后下）。

煎服法：每日 1 剂，水煎分 2 次服，连用 7~10 天。

外洗方：马齿苋 30g，黄柏 15g，苦参 20g，煎汤冷湿敷患处，每日 2 次。

（2）恢复期（气阴两虚，瘀血阻络证）

治法：益气养阴，活血通络。

基础方（自拟经验方）：

太子参 20g，黄芪 15g，麦冬 15g，生地黄 20g，丹参 20g，赤芍 15g，鸡血藤 30g，丝瓜络 15g，延胡索 15g，甘草 6g。

加减：顽固性疼痛，加蜈蚣 1 条（研末冲服）、地龙 10g；失眠焦虑，加酸枣仁 15g、合欢皮 12g；局部麻木，加桂枝 10g、威灵仙 12g。

煎服法：每日 1 剂，水煎分 2 次服，连用 14~21 天。

外治法：红花10g，艾叶15g，川芎15g，煎汤熏洗患处，每日1次。

2. 禤国维教授用药总结

善用板蓝根、大青叶清热解毒抗病毒；配伍全蝎、僵蚕等虫类药通络止痛；后期注重太子参、黄芪益气扶正，防止后遗神经痛。创新思路："先清后补"，急性期攻邪不伤正，恢复期补虚不留瘀；"通络贯穿始终"，无论急性期或慢性期，均加入丹参、鸡血藤等活血通络药。虫类药（如全蝎、蜈蚣）需从小剂量开始，密切观察过敏反应；老年患者或体虚者，清热解毒药（如龙胆草）不宜过量，中病即止；治疗期间忌食辛辣、海鲜，避免情志抑郁。

3. 禤国维教授经验语录

带状疱疹之痛，非独邪毒为患，气血瘀滞乃关键，通络止痛须早用活血药。治疱疹如治火，既要清其焰，亦需灭其源——调肝脾、补气阴方能断根。

（二）符文彬教授治疗蛇串疮的验方与经验

符文彬教授在治疗蛇串疮方面，他结合中医辨证论治和针灸疗法，形成了独特的治疗模式。其强调早期辨证论治，祛邪为主，晚期攻补兼施。结合针灸、中药内服和外治法，针对不同证型和症状进行个体化治疗。对于蛇串疮后遗神经痛，符文彬教授特别强调早期干预，通过针灸和中药调理，减少后遗症的发生。

符文彬教授采用"一针二灸三巩固"的治疗模式。体针针刺：取穴百会、印堂、廉泉、双侧合谷、太冲、行间、列缺、照海等。对于肝火炽盛证，可加用石氏醒脑开窍组穴（双侧风池、完骨、翳风）。精灸：选取双侧风池、肺俞、四花穴、腰三穴、腰四穴、肾俞、命门等穴位，通过温热刺激调节气血。刺络拔罐：在双侧心俞、肝俞、肩井等穴位进行刺络拔罐，以疏通经络、祛瘀止痛。皮内针埋针：在双侧厥阴俞、魂门等穴位埋针，以持续刺激穴位，增强疗效。

符文彬教授的治疗方案体现了中医辨证论治的整体观念，结合针灸和中药的协同作用，尤其在缓解疼痛和预防后遗症方面效果显著。患者在接受治疗时，需在专业医师指导下进行，以确保安全和疗效。

（三）薛爱国教授治疗蛇串疮的验方与经验

薛爱国教授认为带状疱疹神经痛与少阳枢机不利密切相关，经脉所过枢机不利、开阖失司，经筋循行所过筋肉、皮肤等出现疼痛，经筋的牵掣、阵挛、疼痛、强直和驰纵等症状。选择用毫针恢刺足少阳经的穴位以打通全身经络运转之枢纽，以期达到“筋骨并重，筋柔骨正”的相对平衡状态。薛爱国教授认为阴阳失衡则痛生，阴阳平衡则痛止。

薛教授认为蛇串疮患者多属年老体弱、久病耗伤，或劳累过度，导致气血不足、卫外不固，湿热火毒乘虚而入，邪气蕴结肌肤，与体内伏火相搏，发为疱疹。邪盛正虚并存，急则治其标，急性期（疱疹期）当加用刺血、火攻等法使邪有出路，恢复期当加用弥可保注射液穴位注射配合药线点灸等法。运用电针、梅花针刺络放血疗法、甲钴胺注射液穴位注射配合药线点灸疱疹局部等法以疏通经络、行气止痛治疗带状疱疹神经痛。薛教授认为不通则痛，主张调畅脾胃气机，使上下阴阳气血升降有序，选择腹针以调气，选用腹四关（大横、中脘、滑肉门、外陵）以调畅脾气、通调气血、疏理经气，气顺则通，通则不痛。

“诸痛痒疮，皆属于心”“心主神”，痛则扰神。薛教授认为疼痛反映身体和心理的一种紧密联系，两者通过大脑和交感 - 副交感神经系统相互影响。疼痛本身就是对心理的压力和威胁，会唤醒交感神经释放肾上腺素及其他激素，使身体长期处于应激状态，使各系统功能紊乱，进而加重疼痛和不良心理体验。因此，除了疼痛本身病因的治疗外，交感神经功能和心理情绪的调节也至关重要。疼痛不与肝气失疏、气滞血瘀密切相关，故“疏肝安神穴”（印堂、安眠、合谷、太冲）可治调神止痛。

中药内服方案，薛教授运用瓜蒌红花汤加减。方中瓜蒌清热涤痰，宽胸散结，润燥滑肠。红花则是治疗疮痈肿痛的常用药，具有活血通经，散瘀止痛。甘草的主要作用是缓急止痛，清热解毒。整个方子虽小，但是药简力专——以瓜蒌的开破疏通为主要力量，配合红花通经活血，让气血流通，带走散开的瘀血和痰浊，最后再用甘草的甘温来缓急止痛，清除疮口热毒，帮助皮肤恢复。

薛教授认为，临床治疗以效为本，适用于各种疗法，尤其是中药内服与针刺外治相结合的带状疱疹的治疗，对急症的治疗更是如此。治疗过程重视整体与平衡观，形气神同调，以求提高疗效。

特色疗法

针刺疗法

针灸是中医治疗蛇串疮的重要手段之一，通过调节气血运行，缓解疼痛。

（1）针刺治疗：泻火解毒，通络止痛。以局部阿是穴、相应夹脊穴及手足少阳经穴为主。主穴：阿是穴、夹脊穴、支沟、阳陵泉、行间。配穴：肝胆湿热证配侠溪、太冲；脾虚湿蕴证配阴陵泉、血海；气滞血瘀证配合谷、血海。便秘配天枢。心烦配神门。操作：皮损局部围针、浅刺，在疱疹带的头、尾各刺一针，两旁则根据疱疹带的大小选取数点，向疱疹带中央沿皮平刺。夹脊穴向脊柱方向斜刺 1.5 寸，行捻转泻法。

（2）电针治疗：取相应节段夹脊穴、阿是穴，或病灶两侧。操作：将正极连接夹脊穴，负极连阿是穴，用密波，电流量以患者能耐受为度。

（3）刺络拔罐疗法：取皮损局部、相应夹脊穴。操作：用三棱针或梅花针点刺疱疹及周围，拔火罐，令每罐出血 3~5ml。

（4）火针疗法：取相应节段夹脊穴、阿是穴，或病灶两侧。操作：以碘伏消毒，在疱疹起止的两端及中间选定治疗部位，根据疱疹簇的大小确定所刺针数，以簇中疱疹数量的 1/3~1/2 为宜。进针深度以针尖刺破疱疹，达到其基底部为度。对于较大的脓疱或血疱即直径 >0.5cm 者，用粗火针点刺，刺后用无菌脱脂棉球挤净疱液。患者就诊的前 3 天每日治疗 1 次，之后隔日 1 次。适用于疱疹期。

（5）艾灸法：取疱疹患处阿是穴。操作：用艾条回旋灸，以热引热，外透毒邪。每个部位施灸 3~5 分钟。或用敷棉灸，将药棉撕成薄薄的一片，面积同疱疹大小，覆盖疱疹，从一边点燃。注意棉花片要足够薄，不要灼伤局部皮肤。

（6）灯火灸/药线灸：取疱疹患处阿是穴。操作：在施术处涂抹万金油。用灯心草蘸麻油，点燃后对准水疱中央点灼，发出清脆"啪"声即可。或壮医药线点灸疱疹局部，对准疱疹局部进行治疗。水疱破处可涂碘伏消毒。

（7）耳针疗法/耳穴压豆：取神门、心、肝、胆、皮质下及皮损相应部位。操作：用中强刺激，留针 30 分钟，每日 1~2 次。采用王不留行按压相应神门、心、肝、胆、皮质下及皮损相应部位，嘱患者自行按压，隔日 1 换。

五、预防调摄

1. 调护措施

（1）皮肤护理：皮肤要保持清洁干爽，切忌对患处搔抓或摩擦，以免使疱疹加重或造成传染加重。使用温水和温和无刺激的沐浴露轻轻清洁患处，避免用力搓揉。选择宽松、柔软、透气的衣物，避免紧身衣物或粗糙面料摩擦患处。避免热水浴、桑拿等高温环境，以防加剧疼痛或导致水疱破裂。

（2）饮食调理：多吃富含维生素 C、维生素 E 和优质蛋白质的食物，如柑橘类水果、西红柿、深绿色蔬菜、坚果、瘦肉、鱼类等。避免辛辣、刺激性食物，以及海鲜、羊肉等发物，以免加重神经水肿。

（3）心理支持：带状疱疹常伴随剧烈疼痛，可能影响情绪。建议通过冥想、深呼吸、听音乐等方式放松心情，减轻焦虑和压力。

（4）药物治疗：遵医嘱按时服用抗病毒药物、止痛药等，以控制病情发展、缓解疼痛。局部可使用炉甘石洗剂、阿昔洛韦乳膏等外用药物，减轻瘙痒和不适。

（5）其他护理：保持充足的睡眠，避免熬夜，对身体的恢复有很大的帮助，也有利于免疫力的提高。在水疱结痂前，避免与他人密切接触，尤其是儿童、孕妇等易感人群，以防病毒传播。

2. 预防措施

（1）接种疫苗：预防带状疱疹最有效的方法是接种带状疱疹疫苗，可显著降低发病风险和减轻发病后的症状。建议 50 岁及以上人群，尤其是免疫功能较弱或有基础疾病者接种。

（2）增强免疫力：保持良好的生活习惯，如均衡饮食、适量运动、规律作息。每周保持运动，如快走、慢跑、游泳等。保证每天 7~8 小时的高质量睡眠，避免熬夜。

（3）避免诱发因素：减少压力，避免长期精神紧张或过度劳累。注意保暖，避免上呼吸道感染。

（4）避免接触患有水痘或带状疱疹的人：通过科学的生活管理和必要的医疗干预，可以有效降低带状疱疹的发生风险和缓解症状。若出现相关症状，建议及时就医。

第十五章　绝经前后诸证

一、概　　述

围绝经期综合征是指在绝经前后（45~55 岁），因卵巢功能衰退引起性激素波动或减少，导致血管舒缩和自主神经功能紊乱及精神神经异常，出现月经失调、潮热、出汗失眠、情绪异常、骨关节肌肉疼痛等为主要表现的一组症候群。本病属中医学“绝经前后诸证”范畴，围绝经期综合征虽然不是中医病名，但是中医对围绝经期综合征的认识，有一个不断发展和完善的过程。关于围绝经期综合征的论述和记载，散见于历代医籍中的“脏躁”“百合病”“郁病”“年老血崩”“经断复来”“不寐”“骨痿”等病证中。从古代文献可见，本病以肾虚为本，影响到心、肝、肺等脏腑，加之内伤七情、饮食不节和生活失度等因素的影响，同时又可产生痰、湿、瘀等病理产物，而发为绝经前后诸证。对不同症状，历代医家论述各有偏重，如百合病多为肺阴不足，脏躁多为心肾不交，郁证以肝气不舒为主，骨痿以肾虚为主等。

二、病因病机

《素问 · 上古天真论》曰：“女子七岁，肾气盛，齿更发长；二七而天癸至，任脉通，太冲脉盛，月事以时下，故有子……七七，任脉虚，太冲脉衰少，天癸竭，地道不通，故形坏而无子也。”这段论述揭示了女性从生长发育到生殖功能成熟，再到衰老的自然生理过程。肾气衰弱、天癸枯竭是绝经前后诸多症状出现的基础，而肾阴阳失衡则是其核心病机所在。其主要病机表现为肾阴阳失调，并可能累及其他脏腑，尤其是心、肝、脾等脏器。

1. 肾阴虚

在七七之年，肾阴亏虚，天癸逐渐耗竭。若本身体质阴虚，或因多产、劳累过度，导致频繁失血，再加上长期忧思失眠，阴液暗中耗损，肾阴进一步亏损，脏腑失去滋养，从而引发绝经前后诸证。

2. 肾阳虚

绝经之年，肾气逐渐衰退，命门之火减弱，体内虚寒内盛，脏腑失去温煦，冲任二脉失养，进而导致绝经前后诸证的发生。肾阳不足时，脾阳也难以得到温煦，临床上可能伴有脾肾阳虚的症状。

3. 肾阴阳两虚

肾为水火之宅，内藏元阴元阳。阴虚可累及阳虚，阳虚亦可影响阴虚。在七七之年，肾的真阴真阳均不足，无法滋养、温煦脏腑，也无法激发和推动机体的正常生理活动，从而导致多种症状出现。

4. 肾虚肝郁

肾气衰弱，天癸枯竭，阴精不足。肝肾同源，肝失去滋养，疏泄功能失常。此外，若性格本就忧郁，肝气长期郁结不畅，脉络失和，气机失调，也会引发绝经前后诸证。

5. 心肾不交

在七七之年，肾阴亏虚，天癸逐渐耗竭，阴虚无法滋养心阴，导致心阴不足，心火亢盛。心火与肾水无法相互协调，心肾不交，从而引发本病。

三、辨证论治

绝经前后诸证的治疗在于平调肾中阴阳。清热不宜过于苦寒，祛寒不宜过于温燥。

（一）肾阴虚证

【症状】绝经前后，月经紊乱，月经提前，量少或量多，或崩或漏，经色鲜红；头晕耳鸣烘热汗出，五心烦热，腰膝、足跟疼痛，皮肤干燥瘙痒，口干，尿少便结。舌红少苔，脉细数。

【证候分析】绝经前后，肾阴亏虚，冲任失调，血海满溢失司，则月经紊乱，月经提前，量少或量多，或崩或漏；肾阴虚不能上荣头目脑髓，故头晕耳鸣；阴不维阳，虚阳上越，故头面烘热汗出，五心烦热；肾主骨生髓，肾虚则腰膝和足跟疼痛；阴虚血燥生风，皮肤失养，故干燥或瘙痒；阴虚内热，灼伤津液，故口干，尿少便结；舌红少苔，脉细数均为阴虚之象。

【治法】滋肾养阴，佐以潜阳。

【方药】左归丸合二至丸。

若烘热汗出明显，阴虚内热者，可加知母、黄柏清退虚热，五味子、浮小麦收涩止汗；若月经先期、量多，或崩或漏，加地榆炭、茜草炭凉血止血。

【针灸选穴及操作方法】

主穴：百会、关元、肾俞、太溪、三阴交、照海。

配穴：复溜、神门、头维。

艾灸方法：以温和灸为主，每穴灸 10~15 分钟，避免过热伤阴。还可配合涌泉穴（引火归元），每次 5 分钟。

（二）肾阳虚证

【症状】绝经前后，经行量多，经色暗淡，或崩中漏下；精神萎靡，面色晦暗，腰膝酸痛畏寒肢冷，或面浮肢肿，小便清长，夜尿多，大便稀溏。舌淡，或胖嫩边有齿印，苔薄白，脉沉细弱。

绝经前后，肾阳不足，封藏失职，冲任不固，不能制约经血则月经量多，经色暗淡，或崩中下；肾阳虚惫，命门火衰，阳气不能外达，经脉失于温煦，故精神萎靡，面色晦暗：肾阳虚衰，腰府、四肢失于温煦，故见腰膝酸痛，畏寒肢冷；阳虚水湿内停，泛溢肌肤则面浮肢肿；阳气虚不能蒸腾，膀胱气化无力，则小便清长，夜尿多；肾阳虚，脾阳失于温煦，不能腐熟水谷，故大便稀溏；舌淡，或胖嫩边有齿印，苔薄白，脉沉细弱皆肾阳虚衰之象。

【治法】温肾扶阳。

【方药】右归丸。

若月经量多，崩中漏下者，加补骨脂、赤石脂温阳固冲止血；若便溏者，去当归，加煨肉豆蔻温涩止泻；浮肿者，加茯苓、泽泻健脾祛湿。

【针灸选穴及操作方法】

主穴：百会、关元、肾俞、太溪、三阴交、命门。

配穴：阴陵泉、中极、足三里。

艾灸方法：主穴采用隔姜灸或直接灸，每穴灸 5~7 壮（壮如枣核大）。配穴可用温和灸，每穴 10 分钟，以局部皮肤潮红为度。

（三）肾阴阳两虚证

【症状】绝经前后，月经紊乱，量少或多：烘热汗出，乍寒乍热，头晕耳鸣，健忘，腰背冷痛。舌淡红，苔薄，脉沉弱。

证候分析：绝经前后，肾阴阳俱虚，冲任失调，月经紊乱，量少或多；阴阳失衡，营卫不和则乍寒乍热，烘热汗出；肾虚精亏，脑髓失养，则头晕耳鸣，健忘；肾阳不足，失于温煦，则腰背冷痛；舌淡红，苔薄，脉沉弱均为肾虚之征。

【治法】阴阳双补。

【方药】二仙汤合二至丸。

二仙汤：仙茅、仙灵脾（淫羊藿）、当归、巴戟天、黄柏、知母；方中仙茅、仙灵脾、巴戟天温肾阳；黄柏、知母泻肾火、坚肾阴；当归温润养血，调理冲任；全方配伍特点是温阳药与清热泻火药同用，以适应阴阳俱虚于下，而又有君相火旺的复杂证候。由于方用仙茅、仙灵脾二药为主，故名“二仙汤”。二至丸滋肾养阴。诸药共用有阴阳双补之功。若腰背冷痛较重者，加花椒、桑寄生、续断、杜仲温补肝肾，强腰膝；便溏者，去当归，加茯苓、炒白术健脾燥湿。

【针灸选穴及操作方法】

主穴：百会、关元、肾俞、太溪、三阴交、气海。

配穴：内关、大杼。

艾灸方法：主穴交替施灸，关元、气海隔盐灸（3~5 壮），太溪温和灸（10 分钟），命门隔姜灸（5 壮）。注意阴阳平衡，避免单补偏颇。

（四）肾虚肝郁证

【症状】绝经前后，月经紊乱，量少，色红；烘热汗出，情志异常（烦躁易怒，或易于激动，或精神紧张，或郁郁寡欢；腰酸膝软，头晕失眠，乳房胀痛，或胁肋疼痛，口苦咽干。舌红，苔薄，脉细弦数。

证候分析：绝经前后，肾精不足，肝疏泄失常，则月经紊乱，量少，色红；肝肾阴血亏虚虚阳外浮，则烘热汗出；肝气郁结不畅，疏泄失畅，甚则气郁化火，则出现情志异常，或精神紧张，或郁郁寡欢，或易于激动、烦躁易怒；肾精不足，命门空虚，则腰膝酸软；脑髓失养，则见头晕；肝血不足，心神失养，则失眠；肝经气血郁滞，可见乳房胀痛或胁肋疼痛；火灼胆汁，胆气上溢，则口苦咽干；舌红，苔薄，脉细弦数，均为肾虚肝郁之征。

【治法】滋肾养阴，疏肝解郁。

【方药】滋水清肝饮（《医宗已任编》）。

熟地黄、山药、山茱萸、白芍、茯苓、牡丹皮、泽泻、柴胡、当归、酸枣仁、栀子。

本方是在六味地黄丸的基础上加味化裁而来。方中“三补三泻”滋补肝脾肾，填精益髓：配栀子清肝泻热；柴胡、当归、白芍补肝血，疏肝气；酸枣仁养心阴、益肝血。全方共奏滋肾养阴，疏肝解郁之功。

若失眠多梦者，加首乌藤、合欢皮以理气解郁、除烦安神；若胸胁疼痛、口干明显者，加女贞子、墨旱莲、郁金以滋肾柔肝止痛；兼头目眩晕，面红目赤者，加钩藤、菊花、生地黄疏泻肝火。

【针灸选穴及操作方法】

主穴：百会、关元、肾俞、太溪、三阴交、太冲、肝俞。

配穴：期门、行间、血海。

艾灸方法：肝俞、太冲以雀啄灸（疏泻法）每穴3~5分钟，肾俞用温和灸10分钟。可配合艾灸三阴交（双侧）以调肝脾肾。

（五）心肾不交证

【症状】绝经前后，月经紊乱，量少，色红；烘热汗出，心悸怔忡；腰膝酸软，头晕耳鸣心烦不宁，失眠多梦，甚则情志异常。舌红，苔薄，脉细数。

证候分析：七七之年，肾精不足，冲任亏虚，故月经紊乱、量少、色红；肾阴不足，阴虚不能涌养心阴，心阴不足，心火偏亢，则烘热汗出，心悸怔忡；天渐竭，命门空虚，则腰膝酸软；脑髓失养，则头晕耳鸣；阴虚不能涵养心阴，心火与肾水不能相济，则心烦不宁，失眠多梦，甚则情志异常；舌红，苔薄，脉细数，均为心肾不交之征。

【治法】滋阴降火，补肾宁心。

【方药】天王补心丹（《摄生秘剖》）。

人参、朱砂、玄参、当归、天冬、麦冬、五味子、远志、桔梗、酸枣、生地黄、柏子仁、茯苓；方中人参、茯苓益气宁心，可改人参为太子参取其补气之力较缓和，更适合老年气虚患者；酸枣仁、五味子酸以收敛心气而安心神；柏子仁、远志养心安神；丹参、当归补血、养血；玄参、天冬、麦冬、生地黄甘寒滋润以清虚火；桔梗载药上行；一般朱砂为丹剂的包衣，有安神之功效，作为汤剂可以去之。全方有滋阴降火，补肾宁心之功。临证酌加桑螵蛸以滋肾安神。

若心悸怔忡明显，加生龙骨、牡蛎以重镇潜阳安神；若烘热汗出明显，加女贞子、墨旱莲以加强滋阴清热之效。

【针灸选穴及操作方法】

主穴：百会、关元、肾俞、太溪、三阴交、神门、心俞。

配穴：劳宫、阴郄。

艾灸方法：主穴以温和灸为主，每穴灸5~10分钟，神门、心俞轻灸（避免助火）。还可配合涌泉穴（引火下行）睡前艾灸15分钟。

四、医案解要

（一）张家维医案

许某，女，时年49岁。2004年12月28日初诊。

【病史】夜间胸闷心悸1年余，月经已停1年。常规心电图检查无异常。无高血压、心脏病史。曾在某医院诊断为围绝经期综合征，予妇复春口服液治疗，效果不明显。

【辅助检查】胸片心肺未见异常。B超：子宫肌瘤。内分泌检查：雌二醇<5pg/ml，卵泡刺激素74.73mIU/ml，促黄体生成素74.93mIU/ml。

【刻下症】患者自觉烘热汗出，神疲乏力，腰膝酸楚，烦躁，睡眠差，纳少，大便时溏，小便尚调，形体肥胖，舌淡胖、苔白腻，脉沉细。

【诊断】

中医诊断：绝经前后诸证。

证候诊断：脾虚湿阻，心肾不交证。

西医诊断：围绝经期综合征。

【治法】健脾化湿，补益心肾。

【治疗方案】

中药处方

炒白术15g，党参15g，茯苓15g，淮山药10g，泽泻10g，山茱萸10g，丹参10g，夜交藤30g，合欢花15g，十大功劳15g，薏苡仁30g，甘草5g。

共7剂，每日1剂，水煎服，分3次顿服。

针灸治疗

取心俞、脾俞、肾俞、三阴交、中脘、关元等穴行穴位埋线法。每次治疗除中脘、关元穴必选外，余穴左右交替使用，每2周治疗1次。

【二诊】患者睡眠、情绪好转，心悸、烘热、汗出等症状减轻，但仍时感胸闷气短，四肢酸楚。纳少，舌淡白，脉细缓。原方去泽泻加石菖蒲10g、杜仲10g、半枫荷10g，共7剂。再服7剂后，诸症减轻，饮食可，二便调。继续予穴位埋线，巩固疗效。共埋线6次，诸症渐除。随访半年，患者上述症状未见再发，精神状况良好。

【按】本病例中的患者，经诊断为脾虚湿阻、心肾不交之证，整体呈现虚实夹杂的复杂态势，其中虚证主要集中在脾和肾。针对这样的病症，治疗原则确定为补益脾肾，同时兼顾调理肝木，并且着重化除体内湿浊。患者正处于七七之年，即女性的绝经期前后，不仅病程绵延已久，病情错综复杂，各种症状层出不穷，还曾有子宫肌瘤病史。基于这些情况，在选择治疗方法时，必须优先考虑安全性高且能产生长效作用的方案。经过综合考量，穴位埋线疗法成为首选。

穴位埋线疗法，是巧妙利用羊肠线植入穴位后，对穴位产生的持续刺激作用，从而实现长期治疗的目的。选取任脉上的关元、中脘作为主穴，关元穴乃人体元气汇聚之处，艾灸此穴可温煦阳气、化散湿邪；中脘穴则是脾胃的募穴，对脾胃功能的调节作用显著，二者合用，能起到补脾益肾、调理脏腑阴阳的功效。三阴交穴，作为肝脾肾三条经络的交会之处，选取此穴能够交通肝脾肾三经，促进气血的流通与脏腑间的协调。背俞穴方面，选用肾俞、脾俞、心俞，肾俞可补肾气、益精髓；脾俞能健脾益气；心俞能宁心安神，通过刺激这几个背俞穴，能够有效补益脾肾、宁心安神。这些穴位相互配合，从根本和症状两方面同时入手，标本兼治。

考虑到穴位埋线疗法的效果需要一定时间来逐步显现，存在时间积累效应。因此，在首次进行穴位埋线治疗的期间，同时配合中药调理，以补肾宁心、健脾泻湿浊。药方以参苓白术散为基础，去除其中的白扁豆、砂仁、莲子，加入泽泻、山茱萸、夜交藤、合欢花、十大功劳。原方中的参苓白术散本就有健脾化湿的功效，去除部分药物是为了更好地契合当前患者的病症。加入的泽泻，利水渗湿、化湿泻浊之力较强；山茱萸能够补肾益精，针对患者肾虚的问题；夜交藤与合欢花，均有宁心安神之效，可缓解心肾不交导致的失眠等症状；十大功劳则能益肝肾、退潮热，改善患者可能出现的阴虚潮热等表现。全方补泻并用，相互协同，共同发挥良好的治疗效果。

（二）薛爱国医案

宁某，女，46岁。2023年5月10日初诊。

【病史】患者自述1年来月经先后无定期，经量时多时少，伴烘热汗出，忽冷忽热，头晕耳鸣，急躁易怒，腰背冷痛。

【刻下症】月经紊乱，先后无定期，经量时多时少，时有烘热，面颊发红，自觉热自胸中上冲头脑，随之汗出而消失，每日发作数次，忽冷忽热，常有头晕耳鸣，健忘，燥热，心烦少寐，腰膝冷痛，头痛，时有便秘，阴道干涩，焦虑，舌红，苔稍白，脉沉弱。

【诊断】

中医诊断：绝经前后诸证。

证候诊断：肾阴虚。

西医诊断：围绝经期综合征。

【治法】滋阴补肾。

针灸治疗

百会、四神针、印堂、内关、神门、合谷、太冲、三阴交、阳陵泉、引气归元穴组、公孙、子宫、翳风、肩井、风池等。

【随诊】患者针灸第一疗程后睡眠、心烦症状明显改善，第二疗程结束潮热、阴道干涩症状得到显著改善，患者对治疗满意。

【按】薛爱国指出，“神”涵盖了外在的精神面貌、内在的情绪心理，以及在工作、家庭和社会中的人际关系。清代何梦瑶在《医碥·郁》中提到“百病皆生于郁”，而《石室秘录》里也有论述：“诸痛者皆属于肝。”还强调“论此症（痛证）满身上、下、中央俱病矣，当先治肝为主，肝气一舒则诸症自愈”。如上述“腰膝冷痛”“头痛”等慢性疼痛、焦虑、心烦等情绪问题，实际上都与肝气失疏、气滞血瘀存在关联。基于此，选取印堂、安眠、合谷、太冲这几个穴位，印堂能调节神明，安眠可宁心助眠，合谷作为大肠经原穴，有镇静止痛、通经活络之效，太冲为肝经原穴，能疏肝理气、平肝息风。这四个穴位配合，可有效治疗各类疼痛以及情绪问题。同时，搭配引气归元穴组，即中脘、下脘、气海、关元。中脘为胃之募穴、腑会，能调理脾胃；下脘可和胃降逆；气海为生气之海，能培补元气；关元是人体元阴元阳交关之处，有温肾固精、补气回阳之能。四穴组合，能调理后天脾胃之气机，进而充养先天肾气。此外，翳风穴也不容忽视。由于针刺对神经功能具有双向调节作用，翳风穴在临床上被广泛应用于治疗自主神经功能紊乱。在当下工作压力较大的环境中，多数病人存在交感系统过于兴奋，或者副交感系统功能低下的情况，其临床表现会涉及全身多个系统，患者常常会自觉出现多种症状，比如出现胸痛、胸闷、憋气、心慌、濒死感等类似心脏疾病的症状；有的患者则表现为头痛头晕、视物模糊、失眠、健忘、四肢麻木、手脚心发热、潮热出汗或全身游走性疼痛等症状，并且常常伴随着焦虑、紧张、抑郁等情绪变化，翳风穴在改善这些症状方面有一定的潜力。

名家验方

（一）符文彬针灸验方

围绝经期综合征是指女性在绝经前后，因月经紊乱或停闭而出现的一系列症状，包括烘热汗出、烦躁易怒、潮热面红、眩晕耳鸣、心悸失眠、腰背酸楚、目浮肢肿、记忆力下降、皮肤蚁行感、便溏、情绪不宁等。这些症状在中医中归属于“脏躁”“百合病”“郁病”“不寐”等范畴。符文彬教授认为，围绝经期综合征的基本病机为肝肾渐衰，天癸将竭，冲任虚损，精血不足，进而导致肾阴阳俱虚、肝阳上亢、痰气郁结等病理变化，阴阳失调是其核心病机。病位主要在肾，同时与肝、脾、心密切相关。临床常见的证型包括肝肾阴虚、肾阳虚、肾阴阳俱虚、肝阳上亢、痰气郁结等。符文彬教授在临床实践中采用“一针二灸三巩固”的整合针灸治疗模式，疗效显著，尤其在改善烘热汗出和情志不宁等症状方面效果突出。其主要治疗方案如下：

1. 针刺治疗

选取百会、印堂、廉泉、四关穴（合谷、太冲）、关元、公孙、照海、上宫（关元旁开 3 寸）等穴位，通过调节经络气血，疏通脏腑功能。

2. 精灸治疗

选用肾俞、次髎、引气归元、子宫、涌泉等穴位，利用艾灸的温热刺激，温阳补虚，调节脏腑功能。

3. 刺络与耳穴埋针

刺络心俞、肝俞、志室，或耳穴内分泌、内生殖器、肝、肾等穴位埋针，以疏通经络，调节气血。

随证加减：根据患者具体症状进行调整。例如，肝肾阴虚证加列缺；肾阳虚证加命门；肾阴阳俱虚证加命门、太溪；肝阳上亢证加风池、太冲；痰气郁结证加中脘、列缺；烦热者加大陵；心悸、失眠者加内关；腹胀纳少加足三里；便溏加大横；浮肿者加水分；盗汗加合谷、复溜；尿频、尿急者加膀胱俞、太冲。

符文彬教授强调，围绝经期综合征部分患者症状迁延较长，治疗过程中需注重巩固疗效，并调畅情志，以帮助患者平稳度过围绝经期。

（二）张家维治疗围绝经期综合征经验

1. 经验要点

善用飞针，配合背俞穴埋线，重视针药结合和岭南道地药材的施用。若患者病程较长，首选长效方法——穴位埋线，埋线以任脉和背俞穴为主。考虑埋线效应需一定时间累积，故首次埋线配合中药。

2. 思路和操作方法

张家维认为本病当以补脾益肾、调理脏腑、平衡阴阳为总则。其针灸特点如下。①擅用飞针，张家维总结"张氏飞针手法"，特点是"稳""准""轻""快"。"稳"指稳定心神、呼吸、体位、持针4个方面。进针前医者与患者均要稳定心理状态与情绪变化，均匀呼吸节律；进针时医者要全神贯注，令志在针，意守针尖，同时要随时注意病人的神情变化，并嘱患者仔细体察针下感觉，医者持针的手要稳，将指力集中在针锋。"准"指刺穴要准，刺中穴位才易得气，从而收到佳效。"轻"指手法轻柔，施术时患者易精神紧张、惧怕针刺，因此手法要轻巧娴熟。手法虽轻，但轻而不浮，柔而有力，刺入顺利，痛觉轻微。"快"指进出针快。针刺速度快可以最大程度地减轻进针疼痛，对减少患者恐惧、促使患者坚持治疗极其重要。②背俞埋线，穴位埋线应具有少而精的特点，每次选穴以6~8个为宜。在背俞穴中，重点选用五脏背俞穴，适当配合任督脉穴位埋线。埋线前常用特定电磁波烤灯（TDP灯）照射15分钟，以温经通络，继而拔罐，留罐约5分钟，再进行埋线。③针药结合，先针后灸，针药并用，主张因人、因病、因时制宜。在岭南地区，气候炎热潮湿，45岁以上女性不宜用温肾壮阳、过分重镇潜阳及活血通利之品，而应保存已不足之阴液，以滋阴养血敛阳为主。临床用药不可过温、过燥、过补及过分通利，治疗应循阴中求阳、阳中求阴之原则，滋阴勿寒凉，温阳忌刚燥。肝气郁结，则多用大剂量鸡血藤养血活血通络，或酌情选用丹参，后期总以补脾胃、调肝肾善后。张家维临床常用方药，如肝肾阴虚以二至丸为基础加减，脾肾阳虚以归脾汤加减。另外,还重视岭南道地药材的施用。如本病兼潮热盗汗甚者,常用十大功劳退潮热、益肝肾;颈肩背痛者,常用半枫荷舒筋活血、通络止痛;失眠者,常用合欢花、夜交藤解郁安神。另外,本病为典型的身心疾病,故治疗上还应注重心理疏导。

特色疗法

1. 沐足

建议沐足水温在45℃左右,不要低于35℃,浸泡足部,每次约15~20分钟,以身上有微微温热感或微微汗出为佳。手足偏凉者可1~2天沐足1次。东莞市中医院针灸推拿门诊研发的“中药助眠沐足方剂”:柴胡粉5g,黄芩粉5g,法半夏粉5g,党参粉5g,茯苓粉10g,煅龙骨粉10g,煅牡蛎粉10g,珍珠母粉10g,桂枝粉5g,郁金粉5g,制远志粉5g,四制香附粉5g,生地黄粉5g,白芍粉5g。注意事项:沐足时选择避风处,注意保暖,防止汗孔开泄易受邪袭;温度要适宜,水温不宜过热,以防烫伤;沐足过程中如发生头晕等不适,应当停止沐足,卧床休息;老人和儿童应有专人陪护。对中药有效成分过敏者禁用;有出血倾向、高热性疾病、月经期、贫血者禁用。

2. 护心灸

护心灸法是以中医经络学说为依据,在辨证论治的理论指导下,选用适当的药物制成散剂,通过敷、灸、熏、蒸等方法刺激背部、脐部腧穴及其周围皮肤,起健脾和胃、行气解郁、宁心安眠等功能,达到治疗目的的一种外治法。

五、预防调摄

女性绝经是生命历程中必然经历的生理阶段,其本身并非需治疗。然而,卵巢功能衰退引发的内分泌紊乱及雌激素匮乏,会致使一系列与绝经相关的问题和疾病出现。《素问·四气调神大论》中提到:“圣人不治已病治未病,不治已乱治未乱,此之谓也。”基于此,女性自开始步入围绝经期起,就应当注重预防与保健。除了激素补充治疗外,生活方式的干预和护理也极为关键。

1. 一般健康管理

世界卫生组织(WHO)提出围绝经期健康管理的“五好三良”概念。

“五好”:饮食、行走、排便、睡眠、语言良好。

“三良”:性格情绪、处事能力、人际关系良好。

其他建议:定期妇科检查,加强锻炼,合理营养,定期测量体重和腰围,进行乳房自检,记录月经变化,保持外阴清洁,预防生殖器感染,规律进行凯格尔训练以增强盆底肌力。

2. 饮食调护

饮食原则:适量摄入蛋白质、维生素和微量元素。低脂饮食,限制动物脂肪,清淡为主。多吃富含纤维素的新鲜蔬菜和水果,如小白菜、芹菜、大枣、山楂等,预防便秘,减少骨质流失。每日摄入水果和蔬菜不少于250g,血糖高或肥胖者少吃高甜度水果。补充钙和维生素D,忌用刺激性食物。

地黄枣仁粥:酸枣仁、生地黄各30g,大米100g。功效:补阴清热,适用于五心烦热、耳鸣腰酸等症状。

桂圆红枣百合莲子枸杞糖水:桂圆、红枣、莲子各20个,百合50g,枸杞10g。功效:补血滋阴,适用于面色无华、神疲乏力等症状。

胡麻健美方:芝麻1kg,白蜜或枣膏适量。功效:乌发防脱,健脾补肾,适用于头发早白、腰酸膝软等症状。

3. 心理调护

围绝经期女性易出现焦虑、情绪波动、失眠等问题,心理调护至关重要。正确认识围绝经期的生理心理变化,做好心理准备。维护家庭和睦,适应社会生活,保持乐观心态,避免孤独。丰富生活,培养兴趣爱好,如养花、绘画、听音乐等。合理安排体育锻炼,增强心理素质。心理疏导,通过解释病情、精神支持、音乐疗法等缓解心理症状。

4. 运动调护

坚持力量训练和有氧运动,循序渐进,避免剧烈运动。

5. 艾灸调护

选穴:气海、关元、肾俞、脾俞、足三里。

操作方法：气海、关元、肾俞、脾俞可采用悬起灸或灸盒灸，足三里可采用悬起灸或麦粒灸。

悬起灸：点燃艾条，距离皮肤23厘米，每次每穴灸15~20分钟，每周2~3次。

麦粒灸：将艾绒搓成米粒大小，点燃后灸9壮，每周1~2次。

疗程：每次选取12个穴位，以皮肤红晕为度。

第十六章　咳嗽

一、概　　述

咳嗽，是一种常见的呼吸道症状，表现为气道内异物或分泌物刺激引起的反射性动作，旨在清除呼吸道内的异物或分泌物。现代医学认为咳嗽是由多种因素共同作用所致的一类疾病，如禀赋异常、环境刺激、鼻、咽喉、胃等相关因素均可导致咳嗽的发生。通常按病程将咳嗽分为 3 类：急性咳嗽、亚急性咳嗽和慢性咳嗽。急性咳嗽 <3 周，亚急性咳嗽为 3~8 周，慢性咳嗽 >8 周。急性咳嗽主要包括急性上呼吸道感染（包括普通感冒、流行性感冒、急性咽喉炎、鼻炎、副鼻窦炎等）和急性气管 - 支气管炎；亚急性咳嗽主要包括感染后咳嗽、咳嗽变异性哮喘和上气道咳嗽综合征；慢性咳嗽主要包括咳嗽变异性哮喘、上气道咳嗽综合征、嗜酸粒细胞性支气管炎、胃食管反流性咳嗽、变应性咳嗽及咳嗽高敏综合征。

中医对咳嗽的记载，最早见于《黄帝内经》，称之为"咳"，《素问·咳论篇》提出"皮毛先受邪气，邪气以从其合也。其寒饮食入胃，从肺脉上至于肺，则肺寒，肺寒则内外合，邪因而客之，则为肺咳"，强调这种外感寒邪与内伤寒冷的"内外合邪"即为咳嗽的主因。"五脏六腑，皆令人咳，非独肺也"，五脏六腑之咳"皆聚于胃，关于肺"（《素问·咳论篇》），说明咳嗽的病因不只限于肺，其他脏腑功能失调均可导致咳嗽的发生。

二、病因病机

咳嗽的病因病机虽复杂，但主要涉及外感与内伤两个方面。

1. 外感六淫邪气

外感六淫邪气上逆作声，咳吐痰液。金元时期，张子和《儒门事亲·咳分六气勿拘于寒说》指出"风、寒、暑、湿、燥、火六气皆令人咳，非独寒邪"。而风被认为是六淫之首，此处的"风"多指狭义上的"外风"，"外风"所致的咳嗽多是由于气候骤变或调摄失宜，外感六淫之邪从口鼻、皮毛侵入机体，使肺气被束，失于肃降所致。同时其他外邪多随风邪侵袭人体，所以外感咳嗽常以风为先导，但因四时主气不同，故感邪亦有别，或夹寒，或夹热，或夹燥。

2. 脏腑功能失调

内伤咳嗽多与饮食劳倦、情志失调及体质等因素相关，致脏腑功能失调，病及肺脏，发为咳嗽。咳嗽的病位主脏在肺，肺失宣降是咳嗽的主要病机，又与肝、脾、肾相关。如肝肺同病者，常因情志刺激，肝失调达，气郁化火，气火循经上逆犯肺，致肺失肃降而作咳。肺脾（胃）同病者，饮食不当，嗜烟好酒，内生火热，熏灼肺胃，灼津生痰，或生冷不节，肥甘厚味，损伤脾胃，呃逆反酸，致使痰、气、火、饮等有形或无形之邪上干于肺或咽喉，可直接或间接导致肺气上逆或咽喉不利而作咳。肺肾同病者，肾气亏虚，肾不纳气，肺气失敛而作咳。又因肺与大肠相表里，故大肠腑气不通亦体现出咳嗽的发生与脏腑功能失调的密切联系。

中医强调“天人合一”，不同地域名医对咳嗽的认识和治疗有差异。例如，南方地区气候湿热，常见病多以湿热为主，南方医学结合当地气候、生活方式等，吸收其他学派“风寒咳”“风热咳”“痰湿咳”等观点及现代医学研究形成完整理论体系，认为湿（痰）、热（火）在本病发生发展中最为关键。

三、辨证论治

咳嗽是肺系疾病的主要症状之一，其病因复杂，外感内伤皆可导致。外感咳嗽多因风、寒、暑、湿、燥、火六淫之邪侵袭肺卫，内伤咳嗽则多因脏腑功能失调，如肝火犯肺、脾虚生痰、肾不纳气等。临床上需辨外感与内伤、辨虚实、辨寒热、辨痰湿，治则以宣肺止咳、化痰平喘为主，兼顾调理脏腑功能。

（一）风寒袭肺证

【症状】咳嗽声重，痰稀白，常伴鼻塞流清涕，恶寒发热，无汗，头痛，舌苔薄白，脉浮紧。

【治法】疏风散寒，宣肺止咳。

【方药】杏苏散加减。

杏仁 10g，苏叶 10g，前胡 10g，桔梗 10g，枳壳 10g，甘草 6g，陈皮 10g，茯苓 15g，生姜 3 片。

若恶寒较重，加麻黄 6g、桂枝 10g；若咳嗽剧烈，痰多者，加紫菀 10g、款冬花 10g；若鼻塞流涕明显，加辛夷 10g、苍耳子 10g。

【针灸处方】

选穴：肺俞、列缺、合谷。以手太阴、足太阳经腧穴为主。

针刺用泻法，体虚者用平补平泻，并可加灸或拔罐。根据病情每日针 1~2 次，每次选取 2~3 穴，留针 10~20 分钟，间隔 5 分钟运针 1 次，一般 2~3 次见效。症状缓解期间可隔日 1 次，6 次为一疗程。

方义：手太阴与手阳明互为表里，取其络穴列缺、原穴合谷，配以肺俞，三穴合用，以加强宣肺解表的作用，使外邪得解，肺气通调，宣肃有权，肺之功能得到恢复，而咳嗽自愈。

随症加减：形寒无汗加大椎、风门；喉痒加天突，头痛加印堂、风池。

（二）风热犯肺证

【症状】咳嗽频剧，痰黄稠，咳痰不爽，口干咽痛，身热恶风，舌红苔薄黄，脉浮数。

【治法】疏风清热，宣肺止咳。

【方药】桑菊饮加减。

桑叶 10g，菊花 10g，杏仁 10g，连翘 10g，薄荷 6g（后下），桔梗 10g，甘草 6g，芦根 15g。

若痰黄稠难咳，加黄芩 10g、瓜蒌皮 10g；若咽痛明显，加牛蒡子 10g、玄参 10g；若发热较重，加金银花 15g、石膏 20g。

【针灸处方】

选穴：尺泽，肺俞，大椎，曲池。以手太阴、阳明、足太阳与督脉经腧穴为主。

针刺用泻法，并可放血。每日 1~2 次，症状缓解后可隔日 1 次，6 次为一疗程。

方义：尺泽是五输穴中水穴，水为金之子，配肺俞以泻肺化痰；大椎是督脉要穴又系六阳之会，取其表散阳邪而解热，配曲池以助清肺气降痰火，则肺气平顺而咳嗽可止。

随症加减：咽喉干痛加少商点刺出血，汗出不畅加合谷，多汗而热不退加陷谷、复溜，痰多加丰隆。

（三）燥邪伤肺证

【症状】干咳无痰或痰少而黏，不易咳出，鼻咽干燥，舌红少津，脉细数。

【治法】润燥止咳，清肺生津。

【方药】桑杏汤加减。

桑叶 10g，杏仁 10g，沙参 15g，浙贝母 10g，栀子 10g，梨皮 15g，麦冬 10g，玉竹 10g。

若燥热伤津较重，加天花粉 10g、芦根 15g；若咳嗽剧烈，加枇杷叶 10g、百部 10g；若大便干结，加火麻仁 10g、杏仁 10g。

【针灸处方】

选穴：尺泽，肺俞，太渊，列缺。以手太阴、阳明、足太阳与督脉经腧穴为主。

针刺用平补平泻法，每日 1 次，症状缓解后可隔日 1 次，6 次为一疗程。

方义：尺泽为五输穴中水穴，配肺俞以润肺止咳；太渊为肺经原穴，列缺为肺经络穴，二者合用可润肺生津，清肺止咳。

随症加减：咽喉干痛加照海，发热加曲池，痰黏难咯加丰隆，口鼻干燥加迎香。

（四）痰湿蕴肺证

【症状】咳嗽痰多，痰白黏腻或稠厚，胸闷脘痞，食少倦怠，舌苔白腻，脉濡滑。

【治法】燥湿化痰，理气止咳。

【方药】二陈汤加减。

半夏 10g，陈皮 10g，茯苓 15g，甘草 6g，苍术 10g，厚朴 10g，杏仁 10g，紫菀 10g。

若痰多胸闷，加紫苏子 10g、莱菔子 10g；若脘痞纳呆，加白术 10g、砂仁 6g；若痰湿化热，痰黄稠者，加黄芩 10g、瓜蒌皮 10g。

【针灸处方】

选穴：肺俞，脾俞，太白，丰隆，足三里。以背俞、手、足太阴和足阳明经腧穴为主。

针刺用补泻兼施，并可加灸或拔罐。每日治疗 1 次，留针 20~30 分钟，运针 1~2 次。缓解期，可隔日治疗 1 次，10 次为一疗程。

方义：取肺俞、脾俞以健脾化痰，配脾经原穴太白，胃之下合穴足三里为补土生金，以健脾化湿、补益肺气；丰隆为祛痰除湿效穴，以运中焦脾胃之气。诸穴相配，以达气行津布，痰湿得化，而肺脏自安。

随症加减：咳嗽兼喘者加定喘穴，胸脘痞闷者加内关、中脘。

（五）痰热郁肺证

【症状】咳嗽痰多，痰黄稠或带血，胸闷气促，口干咽痛，小便短赤，大便干结，舌红苔黄腻，脉滑数。

【治法】清热化痰，宣肺止咳。

【方药】舒肺止咳合剂加减（东莞市中医院院内制剂）。

浙贝母 10g，桔梗 10g，枇杷叶 10g，桑叶 10g，鱼腥草 15g。

若咳嗽剧烈，痰黄稠者，加黄芩 10g、瓜蒌皮 10g，以增强清热化痰之力；若伴有咽喉肿痛者，加射干 10g、牛蒡子 10g，以利咽消肿；若痰多难咳者，加杏仁 10g、紫菀 10g，以增强祛痰止咳之效；若伴有发热者，加金银花 10g、连翘 10g，以清热解毒。

【针灸处方】

选穴：肺俞，尺泽，曲池，合谷，丰隆。以背俞、手太阴和手阳明经腧穴为主。

针刺用泻法，并可加灸或拔罐。每日治疗 1 次，留针 20~30 分钟，运针 1~2 次。缓解期，可隔日治疗 1 次，10 次为一疗程。

方义：取肺俞以清肺热、化痰浊，配手太阴肺经合穴尺泽，手阳明大肠经合穴曲池，以清热宣肺、化痰止咳。合谷为手阳明大肠经原穴，以清热通腑。丰隆为祛痰除湿效穴，以运中焦脾胃之气。诸穴相配，以达清热化痰、宣肺止咳之效。

随症加减：咳嗽兼喘者加定喘穴，胸脘痞闷者加内关、中脘，口干咽痛者加少商、商阳，大便干结者加天枢、上巨虚。

（六）肝火犯肺证

【症状】咳嗽阵作，痰少而黏，咳时面红目赤，胸胁胀痛，口干苦，舌红苔薄黄，脉弦数。

【治法】清肝泻火，化痰止咳。

【方药】黛蛤散合泻白散加减。

青黛 6g，海蛤壳 15g，桑白皮 10g，地骨皮 10g，黄芩 10g，栀子 10g，川贝母 10g，枇杷叶 10g。

若胸胁胀痛明显，加柴胡 10g、郁金 10g；若咳嗽剧烈，加百部 10g、紫菀

10g；若痰中带血，加白茅根 15g、藕节 10g。

【针灸处方】

选穴：肺俞，尺泽，阳陵泉，太冲。以手太阴、足太阳、足厥阴经腧穴为主。

针刺用泻法。每日治疗 1 次，留针 20~30 分钟，运针 1~2 次。症状缓解后，可隔日治疗 1 次，10 次为一疗程。凡慢性咳嗽，可连续若干疗程，疗程之间可休息 3~5 日，继续下一疗程治疗。

方义：取肺俞以调肺气；尺泽属水，为肺经子穴，泻之以清肺热；阳陵泉为胆经下合穴，太冲为肝经原穴，二穴并用以泻肝胆二经之气火，则咳自平。

随症加减：咽干者加照海，咳嗽胁痛者加支沟、丘墟。

（七）肺阴亏虚证

【症状】干咳少痰，或痰中带血，声音嘶哑，午后潮热，盗汗，舌红少苔，脉细数。

【治法】滋阴润肺，止咳化痰。

【方药】沙参麦冬汤加减。

沙参 15g，麦冬 10g，玉竹 10g，天花粉 10g，桑叶 10g，扁豆 10g，甘草 6g，川贝母 10g。

若痰中带血，加白及 10g、阿胶 10g；若潮热盗汗明显，加地骨皮 10g、银柴胡 10g；若声音嘶哑，加诃子 10g、木蝴蝶 10g。

【针灸处方】

选穴：肺俞，肾俞，太渊，太溪，三阴交。以背俞、手太阴和足少阴经腧穴为主。

针刺以补法为主，并可加灸。每日治疗 1 次，留针 20~30 分钟，运针 1~2 次。缓解期，可隔日治疗 1 次，10 次为一疗程。

方义：取肺俞以滋养肺阴，肾俞以滋补肾阴，太渊为肺经原穴，太溪为肾经原穴，二者相配以滋阴润肺；三阴交为足三阴经交会穴，可调补肝、脾、肾三脏之阴。诸穴相配，以达滋阴润肺、清热生津之效。

随症加减：干咳少痰者加天突、列缺，潮热盗汗者加阴郄、复溜。

（八）肺气虚寒证

【症状】咳嗽声低无力，痰稀白，气短懒言，畏风自汗，易感冒，舌淡苔白，脉虚弱。

【治法】补肺益气，温肺止咳。

【方药】补肺汤加减。

黄芪15g，党参15g，白术10g，茯苓15g，甘草6g，紫菀10g，款冬花10g，五味子6g。

若畏寒肢冷，加干姜6g、细辛3g；若自汗明显，加浮小麦15g、麻黄根10g；若痰多稀白，加半夏10g、陈皮10g。

【针灸处方】

选穴：肺俞，太渊，足三里，气海。以背俞、手太阴、足阳明经腧穴为主。

针刺用补法，并可加灸。每日治疗1次，留针20~30分钟，运针1~2次。缓解期，可隔日治疗1次，10次为一疗程。

方义：取肺俞以补益肺气，太渊为肺经原穴，能补肺气、温肺寒；足三里为胃之下合穴，补土生金，以健脾益气、温中散寒；气海为元气之海，能补气助阳，温煦肺脏。诸穴相配，以达温肺散寒、补气固表之效。

随症加减：咳嗽痰稀者加膻中、天突，畏寒肢冷者加命门、关元。

（九）肺肾气虚证

【症状】咳嗽气短，动则喘甚，痰稀白，面色苍白，神疲乏力，腰膝酸软，自汗，舌淡苔白，脉沉细弱。

【治法】补肺益肾，纳气定喘。

【方药】金匮肾气丸合补肺汤加减。

熟地黄15g，山茱萸10g，山药15g，茯苓10g，泽泻10g，牡丹皮10g，肉桂6g，附子6g，人参10g，黄芪15g，五味子10g，紫菀10g。

若喘甚者，加蛤蚧10g、胡桃肉10g；若自汗多者，加龙骨15g、牡蛎15g；若腰膝酸软甚者，加杜仲10g、续断10g。

【针灸处方】

选穴：肺俞，肾俞，太溪，关元，足三里。以背俞、足少阴和足太阳经腧穴为主。

针刺用补法，并可加灸。每日治疗1次，留针20~30分钟，运针1~2次。缓解期，可纳喘平，而诸症自愈。

随症加减：喘甚者加定喘穴，自汗多者加阴郄、复溜，腰膝酸软甚者加命门、腰阳关。

四、医案解要

薛爱国医案

刘某某，女性，时年40岁。2023年6月15日初诊。

【**主诉**】反复咳嗽2月余。

【**刻下症**】症见阵发性呛咳，咳时面红目赤，咽干口苦，痰少质黏难咯，胸胁胀痛，情绪波动时症状加重。舌红苔薄黄少津，脉弦数。

【**诊断**】

西医诊断：咳嗽。

中医诊断：咳嗽。

证候诊断：肝火犯肺证。

【**治法**】清肝泻火，肃肺降逆，化痰止咳。

针灸治疗

主穴：天突、中府、肺俞、肝俞。

配穴：调形（肩井、风池、天牖）、调气（天枢、大横、带脉）、调神（印堂、合谷、太冲）。

操作

中府、肺俞用补法，肝俞、调形（肩井、风池、天牖）用泻法，调气（天枢、大横、带脉）、调神（印堂、合谷、太冲）用平补平泻法，天突用浅刺法。隔天1次，每次留针30分钟。

疗效

治疗5次后，咳嗽明显减轻，咽干口苦缓解。继续治疗5次，症状基本消失，随访1个月未复发。

【**按**】《丹溪心法》提出“气有余便是火”，肝郁化火可上灼肺金，肝火犯肺即“木火刑金”的典型表现，属于肝肺同病的内伤咳嗽，治疗需“清肝泻火，润肺止咳”。此患者症见咳时面红目赤，咽干口苦，痰少质黏难咯，胸胁胀痛，情绪波动时症状加重，舌红苔薄黄少津，脉弦数，显系肝气郁结化火，上逆犯肺，导致肺失肃降，引发咳嗽。薛爱国教授辨为肝火犯肺之证，是因肝气过旺化为火（肝火），过度克制肺金，导致肺失宣降，出现咳嗽、气喘等症状，治疗宜以清肝泻火，润肺止咳为法。主穴选择天突、中府、肺俞、肝俞，俞募配穴，宽胸理气；配穴选择调形（肩井、风池、天牖）、调气（天枢、大横、带脉）、调神（印堂、合谷、太冲）相结合，行气泻阳、清肝泻火以调形，疏通三焦之气、降逆止咳而调气，宁心安神、疏肝解郁以调神，诸穴配伍，共奏清肝泻火，润肺止咳之功。此案体现了中医辨证论治、整体观念的优势，通过针灸调节肝肺脏腑功能，调和人体行气神平衡，达到祛邪扶正、标本兼治的目的。

名家验方

薛爱国治疗咳嗽——针灸处方

主穴：天突、中府、肺俞

配穴：调形（肩井、风池、天牖）、调气（天枢、大横、带脉）、调神（印堂、合谷、太冲）、脾虚痰湿盛者加脾俞、肾虚不纳气者加肾俞、肝火旺者加肝俞。

操作：中府、肺俞用补法，调形（肩井、风池、天牖）用泻法，调气（天枢、大横、带脉）、调神（印堂、合谷、太冲）用平补平泻法，天突用浅刺法。隔天1次，每次留针30分钟。

功效：宽胸理气，宣肺止咳。

按：《咳论》提出"五脏六腑皆令人咳，非独肺也"，强调咳嗽与脏腑整体关联性。咳嗽之病，中医认为多与肺、肝、脾、肾四脏功能失调有关，尤以肺脏为主。针灸取穴方面，肺俞、脾俞、肾俞、肝俞分别为肺、脾、肾、肝经之背俞穴，中府为肺之募穴，"背俞穴"偏于主治阴性病症，"募穴"偏于主治阳性病症，而俞募配穴则取其"从阳引阴，从阴引阳"之意，使得阴阳经络，气相交贯，脏腑腹背，气相通应。天突穴，一是位于咽喉与气管交界处，是肺气出入之门户；二是任脉之穴，任脉主一身之阴，为"阴脉之海"，与肺脏的阴液输布密切相关；三是任脉与阴维脉的交会穴，阴维脉联络诸阴经，可调节肺气宣降。薛爱国教授治病遵循"辨构论治，形气神同调"的理念，认为治疗咳嗽除注重调节脏腑平衡以外，还应注重人体整体的行气神之调和。肝阳上亢为"阳强"，木火刑金，因阳升太过、疏泄不及而导致肺失宣降，宜取肩井、风池、天牖以行气泻阳、清肝泻火而调形；取天枢、大横、带脉以疏通中焦气机，使得上、中、下三焦得以交通，降逆止咳而调气；《黄帝内经》有云"凡刺之真，必先治神""心主神明""肝主疏泄"，取印堂、合谷、太冲以宁心安神、疏肝解郁；诸穴配伍，共奏宽胸理气，宣肺止咳之功。

特色疗法

1. 天灸

天灸疗法又称发泡疗法，是中医传统的外治疗法，是借助药物对穴位的刺激，使局部皮肤发红充血，甚至发泡，以激发经络、调整气血而防治疾病的一种方法。东莞市中医院秉承中医“春夏养阳，冬病夏治”的理论，每年三伏天进行天灸治疗，通过温经散寒、逐痰平喘、通络止痛的药物刺激穴位，达到温煦阳气、驱散内寒的作用，提升免疫力，调节体质。尤其适用于呼吸系统疾病，如新冠后遗症、支气管哮喘、过敏性鼻炎、慢性支气管炎、慢性咽喉炎、肺气肿、肺心病、慢性咳嗽、体虚容易感冒等肺系疾病。现代相关研究表明，三伏天灸通过辨证选穴，对肺交感、副交感神经的刺激而调节气管、支气管、血管等平滑肌的舒缩及腺体分泌，降低气道高反应状态，提高机体非特异性免疫功能，改善丘脑-垂体-肾上腺系统的功能，因此对慢性呼吸系统疾病显示出明显的防治作用，同时增强抗感染能力，减少反复急性发作。

药物处方：白芥子、细辛、甘遂、延胡索、生姜。

选穴：引伏——天突（中脘）、大椎、肺俞、膏肓；初伏——风门、脾俞、定喘（足三里）；中伏——中脘、气海、大杼、肾俞；加强——百劳、肺俞、心俞（胃俞）；末伏——大椎、膏肓、命门、关元俞。

操作方法：将上述药物研成细末，用生姜汁调成糊状。根据咳嗽的类型和症状选择合适的穴位。清洁所选穴位处的皮肤，将调好的药物敷在穴位上，用胶布固定。一般每次贴敷 1~2 小时，小孩时间酌减，以皮肤感觉和耐受程度为观察指标。一般每 10 天进行一次天灸治疗，初伏、中伏和末伏各进行一次，持续 3~5 次。

注意事项：贴药后如皮肤出现水疱，应注意保护创面，避免抓破引起感染；药后不宜立即洗澡或接触冷水。

2. 精灸

符文彬教授独创的“精灸技术”采用小艾炷集中施灸，具有扶正驱邪、温通经络、调和阴阳、激发正气的作用。精灸技术是指采用小米粒大小的艾炷放置在穴位上燃烧来治疗疾病的一种灸疗方法。与普通艾灸法相比较，该法具有热力集中、透热迅速、刺激量大的特点。

选穴：双侧肺俞、脾俞、胃俞、肾俞。

操作方法：将陈年精艾绒做成直径2mm、高3mm大小的圆锥形艾柱，用棉签蘸取少量万花油标记穴位后，将艾炷置于腧穴上用线香点燃，以皮肤潮红、患者耐受为度。一般每穴施灸2壮。其灸度分为3度：①红晕灸，灸至穴位皮肤潮红不发疱为度；②发疱灸，灸至穴位皮肤潮红轻度发疱为度；③化脓灸，艾炷在穴位皮肤燃尽，灸至化脓。

3. 耳针

耳针疗法是通过刺激耳部特定穴位来调节身体功能，对咳嗽有一定的治疗效果。

选穴：肺、气管、神门、肾上腺、肝、肾、交感、平喘，每次3~4穴。根据病情每日或隔日1次，10次为一疗程。或用王不留行籽代针，压贴耳穴。

操作方法：①针刺法，使用一次性无菌耳针，在选定穴位进行针刺，留针15~30分钟。②压豆法，使用王不留行籽或磁珠贴压在选定穴位，每日按压3~5次，每次1~2分钟。

五、预防调摄

1. 调护措施

（1）环境调护：保持室内空气流通，避免干燥或过冷的环境，可使用加湿器维持适宜的湿度。避免接触烟雾、粉尘、花粉等刺激性物质，减少对呼吸道的刺激。定期清洁家居环境，避免尘螨、霉菌等过敏原的积累。

（2）饮食调理：多喝温水，保持呼吸道湿润，有助于缓解咳嗽。多吃富含维生素C和抗氧化物质的食物，如柑橘类水果、猕猴桃、绿叶蔬菜等，增强免疫力。避免辛辣、油腻、过甜或过咸的食物，以免刺激咽喉或加重咳嗽。可适量食用润肺止咳的食物，如梨、蜂蜜、百合、银耳等。

（3）心理支持：长期咳嗽可能影响情绪，建议通过放松训练、深呼吸、听音乐等方式缓解焦虑。与家人或朋友沟通，分享感受，减轻心理压力。

（4）药物治疗：遵医嘱服用止咳药、祛痰药或抗过敏药物，避免自行滥用抗生素。若咳嗽伴有发热、胸痛等症状，应及时就医，明确病因并接受针对性治疗。

（5）其他护理：保持充足的休息，避免过度劳累，有助于身体恢复。咳嗽时注意用纸巾或肘部遮挡口鼻，避免飞沫传播病毒或细菌。若为感染性咳嗽，应避免与他人密切接触，尤其是儿童、老人等易感人群。

2. 预防措施

（1）增强免疫力：保持均衡饮食，摄入足够的蛋白质、维生素和矿物质。每周进行适量运动，如快走、瑜伽、游泳等，增强体质。保证每天 7~8 小时的高质量睡眠，避免熬夜。

（2）避免诱发因素：戒烟并避免二手烟，烟草烟雾是导致慢性咳嗽的主要诱因之一。注意保暖，避免受凉，尤其是在季节交替时。减少接触过敏原，如花粉、尘螨、宠物毛发等。

（3）接种疫苗：接种流感疫苗和肺炎疫苗，可有效预防由流感病毒或肺炎球菌引起的咳嗽。对于易感人群（如老年人、慢性病患者），建议定期接种相关疫苗。

（4）科学管理慢性疾病：若患有哮喘、慢性阻塞性肺疾病等慢性呼吸道疾病，应遵医嘱规范治疗，定期复查。避免接触可能诱发疾病加重的环境或物质。通过科学的生活管理和必要的医疗干预，可以有效预防咳嗽的发生或减轻其症状。若咳嗽持续不缓解或伴有其他严重症状，建议及时就医，明确病因并接受针对性治疗。

附录：东莞市中医院针灸推拿学科建设源流

东莞市中医院针灸推拿科创立于1965年，作为广东省内较早开设针灸推拿科的科室，目前由总院针灸推拿科病区、针灸推拿科门诊及分院针灸康复科门诊组成。

科室在司徒铃教授、张家维教授、刘石坚教授、邓敬参主任等众多针灸名家的学术思想指导及培养下，逐渐成长。

司徒铃教授的学术思想：①注重继承与创新。针灸理论研究与临床实践中重视对古籍的研究，根据《灵枢》《素问》《针灸甲乙经》等经典，结合自身临床经验总结了针灸取穴的原则。②强调针刺操作。得气、补泻、充足的刺激量是影响临床疗效的关键要素，缺一不可。他在取穴时双手配合，顾护营卫，注重取穴前揣穴的过程。③重视艾灸作用。善用灸法，如督脉铺灸法以温阳补虚、百会压灸法以定眩止晕、麦粒灸井穴以治肢瘫等，均为其独到特色。④活用背俞穴。秉承“视其外应，以知内脏，则知所病矣”的观点，通过观察背俞穴处的皮下组织有无隆起、凹陷、松弛和皮肤温度变异等反应现象，以此分析推断属于某一脏腑的病变与疾病的性质等。⑤主张针药结合。“一针二灸三用药”，将中药、刺、灸、挑、拨等多种手法综合运用，是针药结合的践行者。⑥讲究时辰针刺。灵活运用时辰针刺法，根据时间与人体气血运行的关系，选择合适的时间进行针刺治疗，以提高疗效。

张家维教授的学术思想：①治病求本，先本于神（本神论）。针刺疗效本于调神，宏观上要在诊疗全程察神、定神、治神、调神、守神、养神；微观上临证主取头穴、心经及心包经穴调神，喜用素髎穴。②气至有效，调气为先（经气论）。注重针刺经气感传效应，针刺前定神候气、施针时调神得气、留针时守神导气、出针后养神守气，常应用手太阴肺经穴位调动经气。③五脏精血，皆络于脑（髓海论）。提出“肾脾主脑髓”，临床对于髓海不足病症以补益髓海为主，重用督任二脉、脾肾二经、足太阳膀胱经经穴。④博采众长，脾胃论治（脾胃论）。提出“以脾胃论病，疗五脏之疾”，多取脾、胃经穴位及相应经脉荥穴、俞(输)穴、募穴,以“导气同精,脾胃为先”为治疗思路。⑤皮里相应,内外同治(皮部论)。认为病邪从“皮肤—络脉—经脉—脏腑”传变,常选半刺、毛刺等刺激皮部,发明“电梅花针”,以皮部论指导治疗多种难治性疾病。

刘石坚教授的学术思想:①师古不泥,博采众长。博取众家之所长,形成了师古而不泥古,撷采各家之长的学术风格。②主张寒温合流。综合运用寒温两派的观点和方法,以更全面地分析和治疗疾病。③重视后天脾胃。注重顾护脾胃之气,通过调理脾胃来改善患者的整体状况,增强机体的抗病能力。

邓敬参主任的学术思想:①重视经典传承。熟习张仲景医书,深入研究传统中医经典理论。②擅用针灸创新。对针灸医术有深入的研究和实践,尤其在针刺艾灸方面有独特的见解和技术。③精于方剂配伍。仿效“十枣陷胸”诸法,参以己见,取多味猛峻药制成“滚痰豁窍汤”。

科室在薛爱国主任的带领下,逐渐完善。薛爱国主任作为广东省中医重点专科针灸科学科带头人,其学术思想认为:①重视经络辨证,治痛主取少阳。活用经络辨证,运用经络学说,区分疾病的反应经脉和治疗经脉,辨经取穴。治疗痛症时,根据《素问》“少阳为枢”理论,巧用手少阳经天牖穴治疗头面部疾患、足少阳经带脉穴治疗腰背痛症,效果显著。②巧用古针法,重调形气神:遵循“形气神同调”的治病理念,巧用《灵枢·官针》“三刺法”“五刺法”“十二刺法”,将中西医理汇通,用现代神经、肌肉、肌筋膜理论解释针刺效应机理,探索出更多针刺治疗新思路。治疗筋痹痛症,多采用恢刺法、苍龟探穴法等,达到解结散聚、行气通络、解郁醒神的效果。③疾刺不留针,气至而显效。传承并发扬张家维教授飞针速刺疗法,同时融己所长,重针下“谷气至”之感,针刺手法强调“酸麻胀痛”“脉气冲动”感的得气效应,得气后灵活运用各种行针手法,待气至病所后,快速出针,时效性显现。④整合优势治疗技术,治疗疑难重症。临床治病以效为本,各种疗法各有所宜,尤其在治疗疑难重症时,重视针灸药结合,中西医融合。

目前,科室继承及发扬以上多种针灸特色疗法,开展了靳三针、飞针、天灸、小针刀、浮针、蜂针等多种疗法,收治病种主要有脑血管病、颈椎病、腰椎病、骨关节痛、面瘫、肩周炎、肌肉疾病、帕金森病、癫痫等多种病症。

我们科室是“十二五”中医重点专科、东莞市医学临床重点专科,拥有刘石坚全国名老中医药专家传承工作室、张家维全国名老中医药专家传承工作室、薛爱国广东省名老中医药专家传承工作室、陈婕东莞名中医药专家传承工作室、李秀霞东莞名中医药专家传承工作室、魏忠诚推拿工作室；是广东省针灸学会腧穴外治专业委员会主委单位、广东省非物质文化遗产岭南传统天灸疗法传承基地、广东省针灸医疗联盟单位、中山大学附属第一医院康复医学专科联盟单位、骨科围手术期康复全国联盟单位、华南区 BTL 高能量激光疗法临床研究及培训中心、东莞市针灸推拿专科联盟牵头单位、东莞市中医药适宜技术推广基地等。科室综合服务能力强，处理疑难重症的能力在国内处于前列，近年来专科门诊病人数超过 5 万人次 / 年，病房收治人数均大于 1 500 人次 / 年，疗效显著。2019 年、2021 年两次荣登“广东医院最强科室推荐”榜单。我们科室每年举办中医（护理）特色疗法学习班 3 期，培养学员 600 多名。

人才梯队方面，目前我们科室现有医护 90 人，正高职称 7 人、副高职称 17 人、中级职称 21 人；其中硕士 16 人，本科生 55 人，研究生比例达到 78.8%。博士生导师 1 人，硕士生导师 3 人。拥有全国名中医 1 人，广东省名中医 1 人，全国中医岐黄工程百千万人才计划全国中医临床特色技术传承骨干人才 1 人，广东省针灸学会专业委员会主委 1 人次、副主任委员 2 人，广东省针灸医疗质量控制中心专家委员 1 人，东莞市名中医 3 人，东莞市中医药传承指导老师 4 人，东莞市公立医院医学学科带头人 1 人，东莞市公立医院医学学科骨干 2 人，东莞市青年名中医 2 人，广东省非物质文化遗产继承人 1 人，东莞市非物质文化遗产继承人 1 人。

科研教学方面，主持及参与省部级课题 2 项，主持厅局级课题 20 项。荣获中国针灸学会科技进步二等奖 1 项；华夏医学科技奖三等奖 1 项；广东省针灸学会科学技术奖三等奖 1 项；出版专著 6 本，发表论文 50 余篇，其中 SCI 论文 2 篇，专利 12 项。我们科室拥有经验丰富的教学团队，学科带头人薛爱国教授是广州中医药大学教授，广州中医药大学博士后合作导师，广州中医药大学博、硕士生导师。针推教研室拥有博士生导师 1 人、硕士生导师 3 人，“优秀教师”1 人，“优秀临床带教老师”1 人。科室承担广州中医药大学本科及硕士研究生的临床带教任务及广东省医科大学康复治疗本科“2+2”教学任务，近五年培养博士、硕士 10 余名；同时接收省内外的进修生 70 余人，现有跟师师带徒 60 余人。

总之，针灸推拿学作为中医学的重要组成部分，不仅在理论和临床应用上具有独特优势，还在教育、技术创新和国际化推广等方面展现出广阔的发展前景。未来，针灸推拿将在人类健康事业中发挥越来越重要的作用。

参考文献

[1] 庄礼兴．靳三针疗法精要[M]．广东：广东科技出版社，2020.

[2] 符文彬．司徒铃针灸传薪集[M]．北京：人民卫生出版社，2022.

[3] 袁志刚．符文彬教授三步阶梯疗法治疗肩周炎经验介绍[J]．新中医，2012，44(2)：144-145.

[4] 符文彬．广东省名中医符文彬针灸学术精华与临证[M]．广东：广东科技出版社，2023.8.

[5] 徐景藩．徐景藩脾胃病临证经验集粹[M]．北京：科学出版社，2010.

[6] 石学敏．国医大师石学敏针灸验案特辑[M]．北京：中国医药科技出版社，2018.

[7] 刘石坚．医海拾贝：竹溪翁医学传薪录[M]．广州：华南理工大学出版社，2022.

[8] 符文彬．符文彬针灸医道精微[M]．北京：科学出版社，2017.

[9] 刘石坚，马凤彬．双乐室医集[M]．广州：广东高等教育出版社．1998.

[10] 裴悦，平瑞月，杨贤平，等．国医大师禤国维运用过敏煎治疗荨麻疹经验[J]．四川中医，2019，37(4)：7-8.

[11] 周文慧，宣丽华．脐针治疗慢性荨麻疹验案一则[J]．中国乡村医药．2024，4(31)；22.

[12] 黄山、魏大林、张荣超．中医妇科学[M]．北京：中国中医药出版社，2020

[13] 梁繁荣、王华．针灸学[M]．北京：中国中医药出版社．2016

[14] 崔秀琼．痛经的古今针灸处方用穴研究[C]．北京：中国中医科学院针灸研究所．2007.

[15] 岳进、陈洁洁、苗芙蕊．古今文献针灸治疗痛经的用穴处方研究[J]．河南中医．2014，34(6)：1192-1194.

[16] 陈贵珍，许云祥．张家维教授治疗女性更年期综合征经验撷要[J]．中国针灸，2007，27(6)：447-449.

[17] 夏桂成．月经病中医诊治[M]．北京：人民卫生出版社．2015.